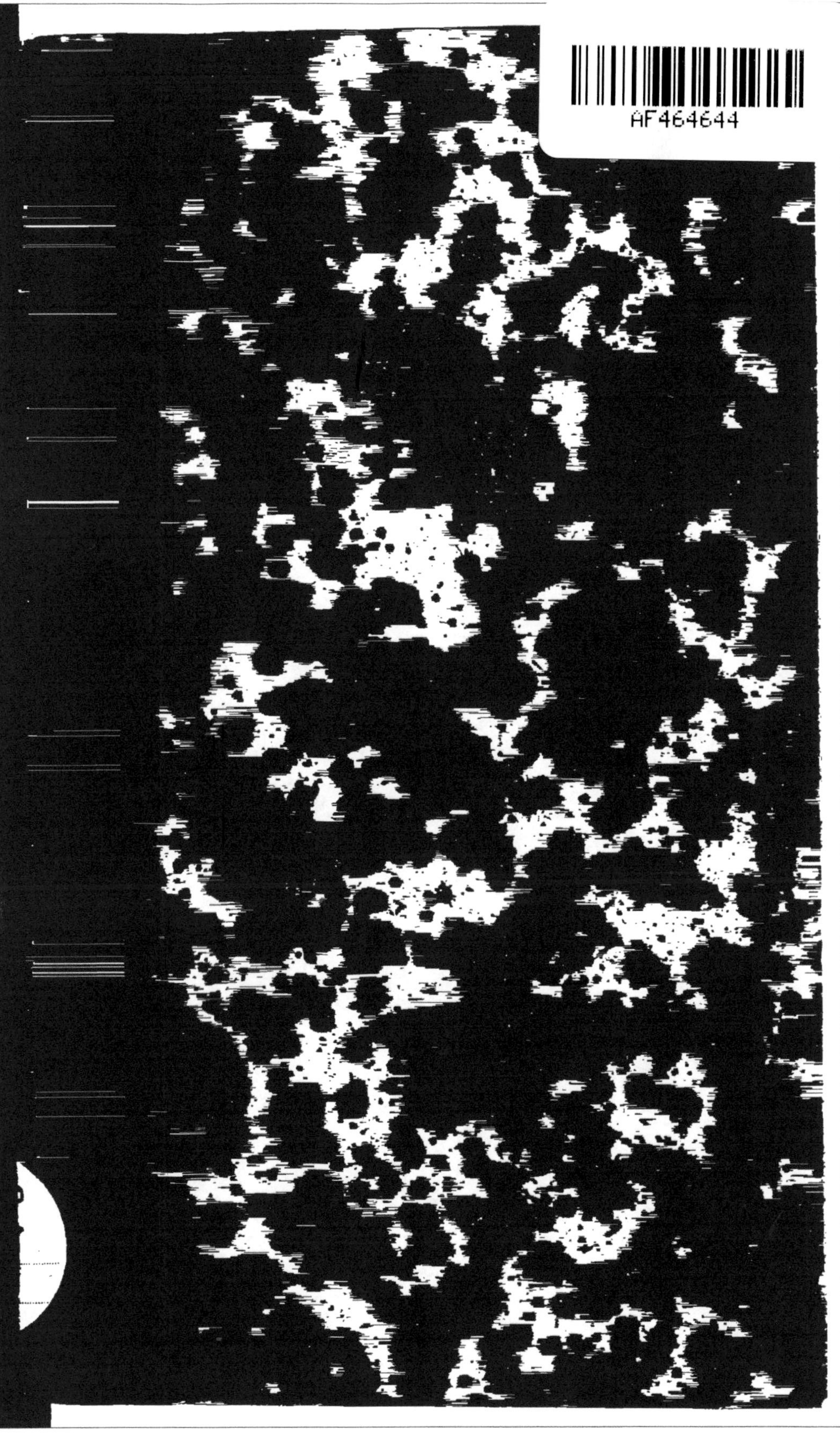

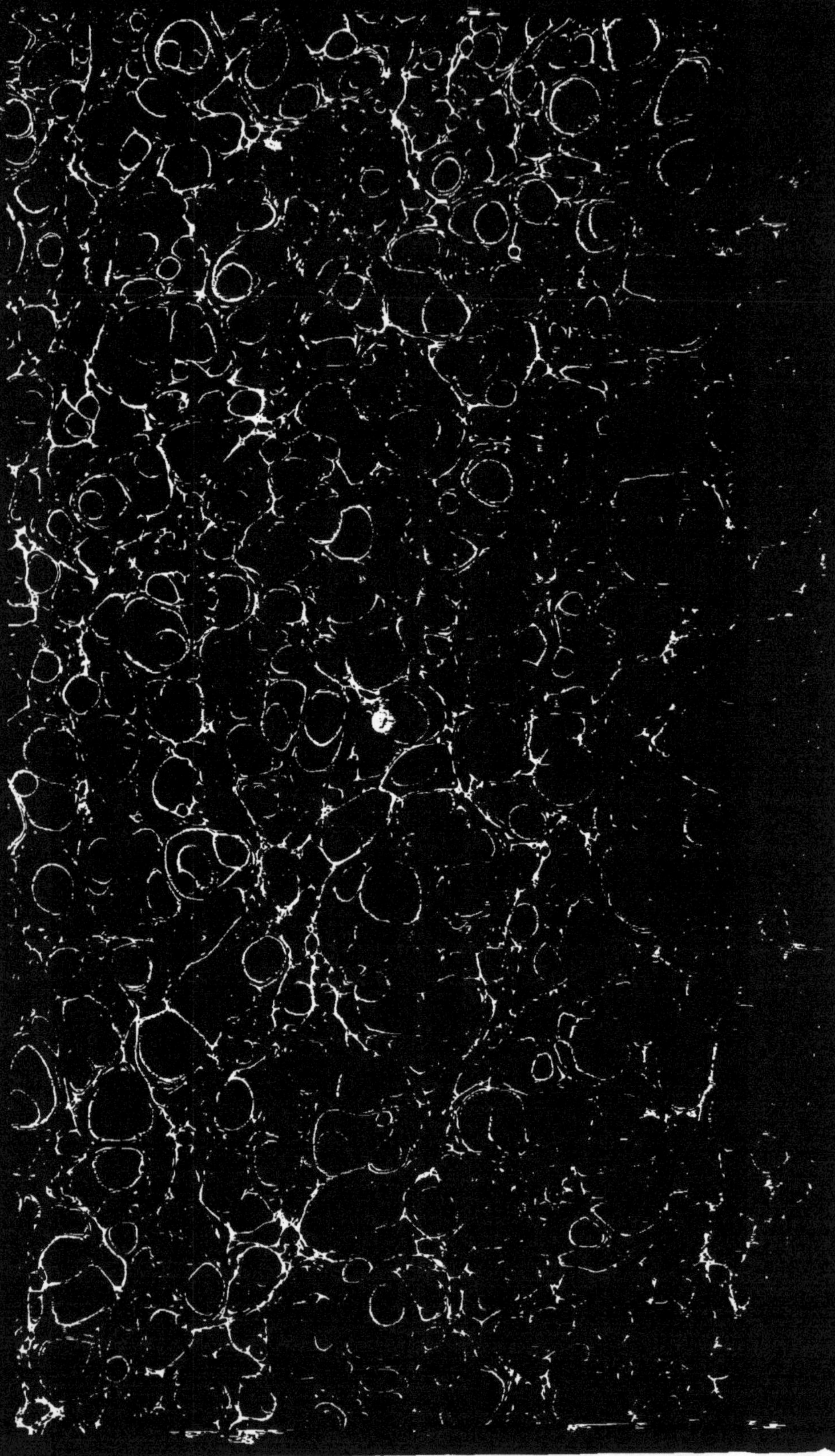

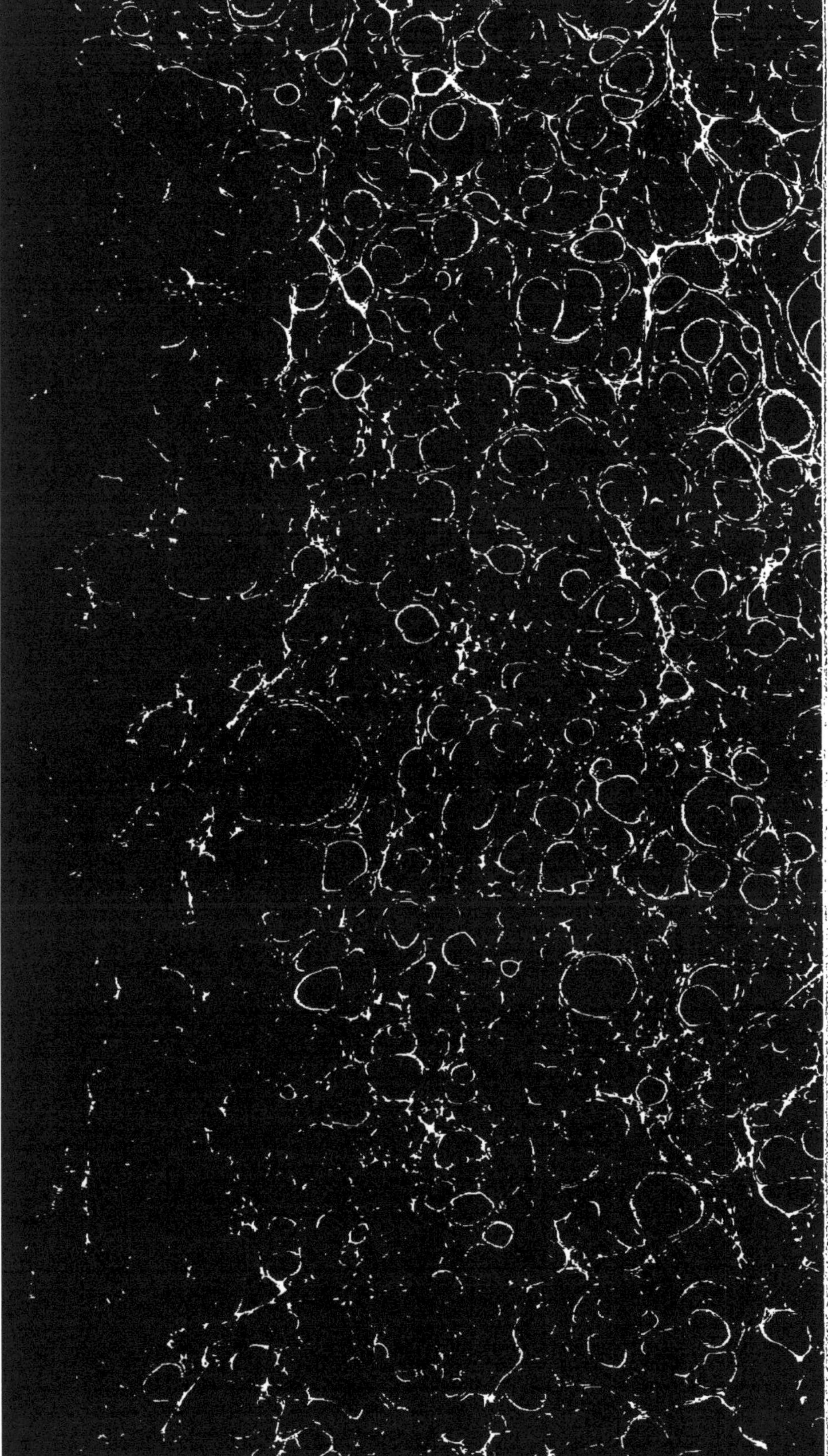

Déposé le 30 octob.

ESSAI

SUR LA

TOPOGRAPHIE MÉDICALE

D'ORBEC.

ESSAI

SUR LA

TOPOGRAPHIE MÉDICALE

D'ORBEC,

Comprenant les Épidémies qui y ont régné, ainsi que dans les campagnes environnantes, depuis 1826 jusqu'en 1840 exclusivement.

Par E. P. LACROIX,

Docteur en Médecine, Maire de cette Ville, Membre correspondant de la Société de Médecine de Paris.

> Le premier soin du médecin, dès son arrivée dans une ville, doit être de bien examiner la situation et l'exposition par rapport aux vents et au lever du soleil; car une ville située au nord ne peut avoir le même climat au midi, à l'orient ou au couchant.
>
> (HIPPOCRATE; *Des Airs, des Eaux et des Lieux.*)

> *Quibus etiam in locis (quod sanè mirum est) brevissimi intervalli discrimine, hùc aliquantum salubris existimatur aër; illic contrà noxius et damnabilis.*
>
> (BAGLIVI, lib. I, cap. XV, §. 3, p. 158.)

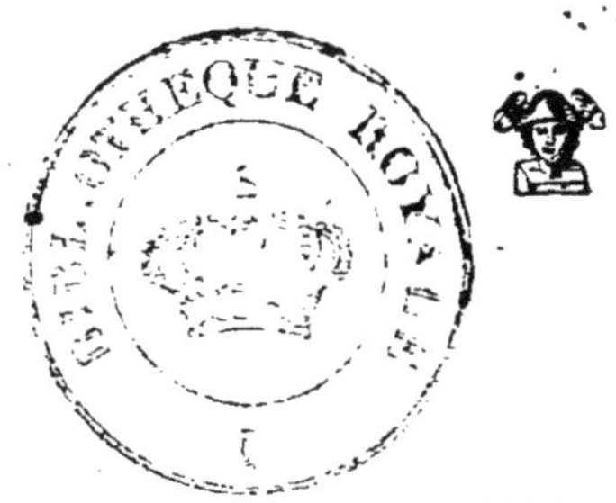

LISIEUX,

IMPRIMERIE DE J. J. PIGEON,

1841.

Introduction.

Vingt années de pratique m'ont mis à portée d'étudier et de connaître les maladies auxquelles les habitans de ce pays sont le plus exposés.

C'est le résultat de l'expérience acquise pendant ce laps de temps, que j'entreprends de consigner dans cet opuscule.

Mon intention n'est pas de m'occuper indistinctement de toutes les affections morbides que j'ai eu occasion de rencontrer. Le cadre que je me propose de remplir doit être plus restreint. Je signalerai donc seulement, parmi les maladies générales, quelque-uns des cas qui m'ont paru offrir le plus d'intérêt; mais je m'étendrai davantage sur ces maladies spéciales qui, apparaissant à des intervalles plus ou moins rapprochés, et quelquefois d'une manière périodique, ont, à diverses époques, exercé leur funeste influence sur la population de ces contrées. On comprend que je veux parler des épidémies.

Ces affections ont, dans tous les temps, fixé l'attention des médecins. Les plus célèbres, depuis Hyppocrate, en ont fait une étude particulière et nous ont transmis ce que l'observation et l'expérience, seules bases solides de notre art, leur ont enseigné. C'est le motif qui m'a déterminé à leur accorder une plus large part.

Loin de moi la prétention de rivaliser avec ces grands Maîtres. Je n'ai d'autre but, d'autre désir, modeste praticien, en apportant ici mon faible tribut, que de payer ma dette à l'humanité, et de prouver à mes concitoyens, qu'en travaillant à soulager leurs souffrances actuelles, j'ai en même temps songé, sinon à en prévenir le retour, ce qui n'est pas au pouvoir des hommes, du moins aux moyens d'y remédier plus efficacement, peut-être, en transmettant à mes successeurs les faits que j'ai recueillis avec une scrupuleuse exactitude. Car la médecine est surtout une science de faits. Convaincu de cette vérité, je me suis efforcé d'en fournir quelques preuves, en rapportant les observations les plus remarquables de ma pratique. Cependant quelques-unes seulement sont complètes. J'aurais dépassé les limites que je me suis prescrites, si je ne m'etais borné, d'ailleurs, à analyser un certain nombre d'histoires particulières. Toutefois, je n'ai pas cru devoir les passer entièrement sous silence, soit à cause de l'intérêt qu'elles m'ont paru offrir, soit à cause de la liaison et de l'ensemble qui en résultent. Si j'ai consigné quelques succès, je n'ai pas craint de faire connaître mes revers. C'est le devoir de tout médecin consciencieux. Il n'y a que la suffisance présomptueuse qui, n'osant avouer ses fautes ou ses erreurs, vante toujours, à grand bruit, ses perpétuels triomphes!

Ainsi qu'on pourra s'en convaincre, praticien avant tout, n'adoptant dans le traitement des maladies aucune médication exclusive, je me suis constamment efforcé d'agir d'après les indications, suivant, en cela, le précepte du père de la médecine : *A juvantibus et lœdentibus indicatio.*

Est-ce à dire que je rejette toute théorie? que je repousse toute doctrine? que je condamne tout système? A Dieu ne plaise! car il peut y avoir et il y a souvent du bon partout; il ne s'agit que de bien choisir; que de savoir séparer l'ivraie du bon grain; d'ailleurs, il faut le reconnaître, et le proclamer hautement : la médecine, sans théorie, n'est plus que de l'empyrisme! Toute théorie, toute doctrine, il est vrai, doivent être éclairées, judicieuses. Sans ces conditions l'art et l'humanité en éprouveraient plus de dommage que de profit.

A ce point de vue donc, nul ne peut révoquer en doute les services rendus à la médecine par les sciences et par les découvertes modernes. Qui oserait nier, par exemple, l'influence salutaire de la physiologie, de l'anatomie pathologique, la chimie, même, trop vantée par les uns peut-être, trop dédaignée par les autres, n'a-t-elle pas rendu d'immenses services? En un mot, la médecine a-t-elle, ou n'a-t-elle pas progressé surtout depuis un quart de siècle? Or, je le demande, à quoi doit-elle cet avantage, si ce n'est aux secours, à l'appui que lui ont prêté les sciences dont je viens de parler? Il est donc incontestable que la thérapeutique éclairée du flambeau des sciences accessoires, étayée d'une méthode rationnelle, fortifiée par les leçons d'une sage et prudente observation, loin d'éprouver quelque préjudice, a retiré, de ces auxiliaires puissans, d'utiles et fructueux enseignemens.

Ceci posé, qu'il me soit permis, car cela a trait à mon sujet, de jetter un coup-d'œil sur une doctrine fameuse qui, dans ces derniers temps, a valu à son auteur, d'un côté, tant de partisans, tant d'éloges et de gloire! de l'autre, tant de détracteurs, tant de sarcasmes et d'ironies amères! J'entends parler de la doctrine du célèbre professeur Broussais.

Et d'abord, je le déclare, je m'honore d'avoir été son disciple (1), d'être son admirateur, ce qui ne veut pas dire que je sois l'aveugle enthousiaste de ses œuvres. En effet, tout en rendant hommage au savoir, à la profondeur des vues, à la sagacité, je dirai plus et ce n'est pas trop, au génie de cet homme extraordinaire, je conviens que, emporté par la fougue de son imagination, que, cédant à l'entraînement de ses convictions, Broussais, comme tous les novateurs, a quelquefois dépassé de justes limites. Mais à côté de ces excès, à l'encontre de ces exagérations, plus justement reprochables aux disciples qu'au maître, il y a du vrai, il y a du bon assurément dans ses savantes productions : Qui oserait le nier? Est-il un praticien sage, éclairé, de bonne foi qui ne soit prêt à témoigner des services rendus à la

(1) Comme tous les étudians de l'époque (1818 et 1819), j'ai suivi le cours et la clinique, alors très en vogue, du célèbre médecin en chef du Val-de-Grâce, mais il n'a pas été mon seul maître. Avant d'étudier sa doctrine, j'avais puisé à d'autres sources, je m'étais pénétré d'autres préceptes, j'avais reçu d'autres enseignemens! Dans le même temps, et concurremment, afin de comparer les méthodes, de juger la pratique, d'apprécier les résultats, je suivais alternativement la clinique de MM. Fouquet, Lherminier, Chomel, médecins de l'hôpital de la Charité; et celle de MM. Recamier, Petit, Husson, à l'Hôtel-Dieu. Aussi, que de faits intéressans j'ai pu recueillir, à quelles savantes et précieuses leçons n'ai-je pas assisté sous chacun de ses grands praticiens!...

science et à l'humanité par la doctrine sainement appréciée de l'illustre professeur?

Je n'ai pas plus mission de m'ériger en censeur qu'en défenseur officieux; mais j'ai à cœur de prouver qu'en adoptant la méthode que j'ai presque constamment suivie, dans le traitement des maladies dont j'ai esquissé les tableaux, je n'ai point cédé à l'entraînement d'idées systématiques, mais à l'empire d'une conviction profonde justifiée, si je ne me trompe, et par l'observation contemporaine, et par l'expérience des siècles. En effet, ce n'est pas d'hier que les avantages *de la méthode antiphlogistique* sont connus et préconisés. Pour le prouver, qu'il me soit permis, car j'ai peu de goût pour la controverse, pour cette polémique rebattue, usée, dont j'abandonne les lambeaux aux hommes passionnés, qu'il me soit permis, dis-je, d'invoquer l'autorité des grands maîtres, et le puissant témoignage de l'antiquité :

Hyppocrate, qu'on appelle, à bon droit, le père de la médecine, traitait les maladies aigues (les fièvres) par les moyens les plus simples. C'était avec de tisannes et des crêmes d'orge, il y joignait le régime tenu et rafraîchissant; les lavemens, les bains; la saignée, à la vérité, était réservée pour les cas les plus graves, et il n'employait les purgatifs que vers la fin des fièvres, lorsque la prétendue coction était opérée.

Plusieurs siècles après Hyppocrate, Chrysippe de Cnide, qui avait été témoin des abus des purgatifs, et Erasistrate, son disciple, qui prétendait : *Que toutes les fièvres étaient le résultat de l'inflammation* (ceci est à noter), employaient presque exclusivement la ligature des membres et *la diète absolue* plus ou moins continuée.

Celse, médecin romain, avait aussi adopté la méthode des diététistes pour les fièvres, il proscrivait les remèdes échauffans et donnait de l'eau fraîche ; il conseille la saignée dans la fièvre qu'il nomme *pestilentielle,* principalement quand *il existe quelque douleur locale.* Il ajoute : qu'alors *il est dangereux de faire vomir.*

Galien, dont les œuvres trop peu connues, sont cependant si dignes d'être méditées, pratiquait la médecine avec une grande prudence. Eh bien ! il employait la saignée et l'eau froide dans *la fièvre putride;* mais il savait distinguer, avec habileté, les cas ou il fallait s'en abstenir. Ainsi, il saignait dans le début, lorsque les forces le permettaient, *seulement les sujets jeunes et vigoureux;* mais laissons parler lui-même le sage médecin de Pergame :

« Il est très avantageux, dit-il, d'ouvrir la

» veine, non-seulement dans toutes les fièvres » continues, mais dans toutes celles qui sont » engendrées par la putridité; les forces qui » gouvernent le corps, *débarrassées comme d'un » poids qui les opprimait,* viennent à bout du reste » de l'obstacle, reprennent leurs mouvemens » naturels, etc., etc. » Il joignait, à ce puissant moyen, la crême de tisane, l'hydromel, l'oximel apomelé, les lavemens à l'eau miellée, l'huile, etc. (*Method. Medend.*)

Il blâmait, avec raison, *les saignées trop abondantes, et faites à contre-temps. Il avait vu périr, entre les mains de ses confrères, des malades saignés avec profusion et jusqu'à défaillance;* ce qui l'avait rendu, lui, circonspect dans sa pratique, aussi bien que dans ses préceptes..

Combien *les grands saigneurs de nos jours* auraient besoin de ses sages leçons, que l'expérience devrait bien leur donner s'ils savaient en profiter!...

Mais ce qu'il y a de frappant dans les préceptes de Galien, au sujet du traitement des fièvres, c'est cette recommandation qu'il fait à chaque instant: «*prenez garde à l'inflammation; — pourvu » qu'il n'y ait pas d'inflammation;* » d'où suit que ce grand médecin, dont la sagacité ne peut être contestée, avait entrevu déjà, il y a plusieurs siècles, ce qu'il était réservé à d'autres d'approfondir et de mettre en lumière!... Mais, poursuivons :

Quand, à cause de la faiblesse des malades, il s'abstenait de la saignée générale, il faisait usage des *ventouses* et des *cornes* qu'il appliquait *sur les parties rapprochées du siège de l'inflammation*!!!.. En vérité, voilà, où je ne m'y connais pas, *de la médecine physiologique* dans toute sa pureté! Dira-t-on que Galien était aussi un médecin systématique et que, par conséquent, Broussais n'aurait été qu'un plagiaire, qu'un compilateur? Je répondrai : qu'importe d'où et comment vienne la lumière pourvu qu'elle nous éclaire!

Que si, maintenant, j'interroge les modernes, je trouve dans leurs œuvres, dans celles de notre célèbre Pinel, par exemple, dont personne que je sache ne revoquera en doute la profonde érudition; je trouve, dis-je, des preuves plus positives encore *de la localisation* et, partant, *de la non essentialité des fièvres* (1); car, telle est la conclusion que je veux tirer de cette discussion; or, c'est ce que démontre la lecture attentive, impartiale, de l'œuvre classique du savant médecin de la Salpétrière, de cette *Nosographie*

(1) *Les intermittentes exceptés* dont la nature intime et le siège, encore inconnus, pourront bien un jour être révélés à nos neveux.

philosophique, qui servit si long-temps de fanal et de guide au monde médical!

Après avoir lu et médité cet ouvrage où l'on trouve à chaque page (1) des documens précieux, des enseignemens palpables, on se demande, avec étonnement, comment il s'est fait qu'un médecin aussi érudit, aussi éclairé, qu'un homme de cette trempe enfin, ait pu toucher de si près la vérité sans la saisir? C'est que ses yeux, hélas! comme ceux de tant d'autres, étaient encore fascinés par les préjugés du temps! C'est qu'il était comme étreint par les liens

(1) « 1° *Epidémie de Bicêtre :* on ne ressentait quelque fois » qu'un léger serrement spasmodique dans la région de l'épi» gaste; d'autres fois, cette partie est portée à un dégré de » tention douloureuse et de sensibilité *qui semble avoisiner* » *un état de phlégmasie.* Nosog. phil., p. 58, t. 1er ; — 2° *Fièvres* » *gastriques* des pays chauds : anxiétés douloureuses vers l'ori» fice supérieur de l'estomac, envie de vomir, tension doulou» reuse de l'estomac; à l'ouverture du corps, l'estomac, le » mésentère et les intestins étaient couverts *de taches gangré-* » *neuses*, et l'orifice supérieur du ventricule offrait encore des » traces *d'une lesion manifeste!*... T. 1er, p. 60; — *Fièvre ardente*, » observ. par Forestus : saignée du bras et hémorragie du nez, » *terminaison heureuse de la maladie!... Ibid;* — 4° *Fièvres* » *fausses quotidiennes*, observ. d'Hoffman : traitement, pilules » purgatives, suivies de trente selles, pendant vingt-quatre » heures.... *L'estomac est si affecté* qu'il ne peut supporter ni » alimens, ni médicamens, sans des anxiétés extrêmes, une » sorte de resserrement avec ardeur dans la région épigastrique, » des douleurs vives de coliques; — 5° *Fièvre muqueuse :* on » ne peut guère méconnaître une affection primitive dirigée sur » l'organe secrétoire, c'est-à-dire *une irritation particulière de*

intimes qui l'attachaient à l'école dont il fut, néanmoins, l'un des membres les plus illustres!

Mais il avait ouvert la voie, il avait, comme Ariane, préparé le fil dont un autre devait s'emparer pour sortir du dédale où l'on semble vouloir nous replonger. En effet, ô bizarrerie de l'esprit humain! il n'est que trop vrai qu'il y a, en ce moment, une tendance vers l'humorisme, que cette dégoutante théorie compte aujourd'hui un certain nombre de partisans! Faut-il s'en étonner? le doute et l'incertitude ne sont-ils pas la maladie du siècle?

» *la membrane muqueuse* qui revêt les premières voies et qui, » *par une correspondance sympathique* avec les autres systèmes » de l'économie animale, produit cet ordre de fièvres !!!. p. 151; » — 6° *Typhus :* douleurs d'entrailles, plus ou moins légères, » constantes, et qui se manifestent quand on touche le ventre » des malades; elles sont dues à *un état inflammatoire des intes-* » *tins*, tantôt léger, tantôt vif, qui est un des caractères cons- » tans du *Typhus;* car il n'en manque jamais tout à fait *et on en* » *trouve toujours des traces sur le cadavre!* Op. cit., p. 149. » Je ne finirais pas si je rapportais tous les passages de cet » auteur, favorables à ma thèse. Je me borne à ces citations » remarquables!!!... » J'ai choisi Pinel à dessein, parce que c'est un auteur classique; je pourrais invoquer aussi l'autorité de plusieurs médecins célèbres, tant anciens que modernes, dont les ouvrages fourmillent de faits et de préceptes bien capables d'élucider la question controversée. Tels sont, parmi les premiers, Sydenham, Sarcone, Stoll, Baillou et tant d'autres, et, parmi les derniers, Prost, MM. Chomel, Andral, Bouillaud, Cruveilhier, Louis, etc., aux ouvrages desquels je renvoie, obligé que je suis de me restreindre.

Ce n'est pas que je veuille le moins du monde déverser le blâme sur les investigations de quelques médecins modernes dont le zèle, aussi infatigable qu'éclairé, est vraiment digne d'éloges; mais, je le demande? qu'ont prouvé, tant habiles, tant curieuses qu'elles soient, même les dernières expériences chimiques de nos savans, sur l'altération du sang dans les maladies? rien de positif, rien de concluant, selon moi; effectivement, quand nous saurons que l'albumine est en excès dans telle maladie, la fibrine dans telle autre, en serons-nous plus avancés? Evidemment non, attendu qu'il y a et qu'il y aura probablement toujours, une question préalable à résoudre, savoir : si l'altération du sang est primitive ou consécutive, en d'autres termes : si cette altération est cause ou effet, dans les diverses affections morbides?

Je reviens à mon sujet :

Bien que je ne considère les fièvres continues que comme des inflammations dont le siége variable occupe néanmoins, le plus ordinairement, tel ou tel point du canal digestif, ou plusieurs à la fois, il ne s'ensuit pas *que ces phlegmasies soient toujours identiques et qu'on doive les traiter toutes par les mêmes moyens et à toutes les périodes de leur existence*. Loin de là. Les faits le démontrent assez clairement pour que je doive m'abstenir d'insister sur ce point. Il importe cependant de le noter parce qu'il prouve la différence tranchée qui existe entre cette doctrine tout pratique et la conduite exclusive de quelques médecins par trop systématiques.

Quoi qu'il en soit, si j'en juge par ma pratique, c'est-à-dire par les diverses constitutions médicales que j'ai traversées, les exceptions sont si rares, que loin de le détruire, elles semblent plus tôt confirmer le principe général que je ne crains pas de proclamer, à savoir : que le traitement *antiphlogistique proprement dit*, ou *direct*, me paraît être celui qui a le plus de chances de succès dans les maladies aigues parmi lesquelles je comprends *toutes les fièvres* graves, voire même la fameuse *thyphoïde* que je connais de nom seulement, je l'avoue avec candeur, n'ayant pas eu l'avantage encore de la rencontrer en ce pays, du moins dans sa pureté native; car, de bonne foi, peut-on admettre que certains phénomènes anormaux qui apparaissent par fois, dans le cours des affections graves, suffisent pour constituer cette entité nouvelle, cet autre Protée, dont on nous fait incessamment une peinture aussi bizarre, un aussi étrange épouvantail (1)?

(1) L'habile et spirituel rédacteur en chef du *Bulletin général*

Quant à la médication antiphlogistique, que j'appelle *indirecte*, qui se compose principalement des moyens dérivatifs et révulsifs, internes et externes, et de quelques modificateurs spéciaux, c'est surtout dans la dernière période des maladies dont il s'agit qu'elle trouve son application; tout l'art consiste à savoir quand et comment on doit substituer l'une de ces thérapeutiques à l'autre. De bien saisir l'à-propos, cela n'est pas donné à tout le monde, *hìc labor, hìc opus!*

Maintenant, d'acord avec moi-même, conséquent avec les principes ci-dessus professés, je n'hésite pas à reconnaître qu'un médecin prudent peut et doit, dans certains cas, changer de méthode, car les mêmes moyens ne conviennent pas à tous, et quelquefois, il faut le dire, là où la raison échoue la témérité triomphe. En conclurai-je qu'il faille abjurer tous principes, repousser toute méthode et se confier au hasard? Non, mille fois non! Ce serait donner gain de cause au charlatanisme et personne plus que moi n'est l'ennemi de ce fléau social! Je veux seulement dire, et c'est ma con-

de thérapeutique médicale et chirurgicale a fait, au sujet de cette affection appelée *la grande fièvre endémique d'Europe*, par M. Littré (*risum teneatis!*) des réflexions aussi piquantes que judicieuses. Voyez t. 29, p. 259, 7e et 8e liv., octobre 1840.

clusion, que jamais le médecin ne peut apporter trop de lumières, de circonspection, de loyauté dans le traitement des malades livrés à ses soins, confiés à sa responsabilité; qu'en cas de doute et d'incertitude, il doit plutôt se renfermer dans une sage et prudente expectation que d'agir *avec une aveugle confiance, avec une audacieuse témérité*. Il est de son devoir aussi, chaque fois que la difficulté l'exige, que l'intérêt du malade le commande, de dédaigner ces vils calculs, de se dépouiller de cette présomption coupable qui trop souvent, hélas! empêchent les hommes de l'art de s'environner à temps de salutaires conseils. La vie de nos semblables vaut bien la peine, peut-être, que nous sachions faire un sacrifice d'amour-propre! D'ailleurs, notre art n'est-il pas trop noble, trop élevé pour que nous le ravalions à ce point de le faire descendre au niveau d'une mesquine et honteuse spéculation!

Ce sont ces idées et ces sentimens qui m'ont porté à mettre à l'index les abus patens qui font la honte et l'opprobre d'une société civilisée, et à terminer cet essai par un appel à nos législateurs. Puissent mes efforts et mes vœux n'être pas stériles!

Il me reste à indiquer l'ordre que j'ai suivi

dans mon travail : Je l'ai divisé en trois chapitres :

Le premier est consacré à la *Topographie Médicale* de ce pays. C'était autrefois l'usage dans ces sortes d'écrits. Les mémoires de l'ancienne Académie royale de médecine en font foi. Ces exemples me paraissant bons et utiles à imiter, j'ai cru devoir m'y conformer.

J'ai fait suivre ce chapitre d'un tableau indiquant le mouvement de la population de cette ville, pendant les vingt années qui viennent de s'écouler.

Le deuxième chapitre a pour objet les maladies générales du pays. Il comprend trois paragraphes : dans le premier, il est question des maladies *sporadiques* ; dans le second, des affections *endemiques* aiguës ; je m'occupe, dans le troisième, des maladies endémiques chroniques.

J'esquisse, dans le troisième chapitre, les *épidémies* qui ont sévi sur la population de cette ville et des campagnes environnantes, depuis 1826 jusqu'en 1840 exclusivement; il est divisé en cinq paragraphes, dont chacun est consacré à une affection spéciale.

ESSAI

SUR LA

TOPOGRAPHIE MÉDICALE

D'ORBEC.

CHAPITRE Ier.

La ville d'Orbec (1), située dans l'ancienne province de Normandie, aujourd'hui dans le département du Calvados, au 18e degré de longitude et au 49e de latitude, est un chef-lieu de canton ayant une justice de paix. Sa population, d'après le dernier récensement fait en 1836, est de 3,357 habitans.

Orbec était jadis le siège d'un bailliage considérable dont la juridiction comprenait 375 communes. C'était, pour cette ville, une source de richesse et de prospérité; dépouillée de cet avantage par la révolution de 1789, ses habitans ont trouvé dans l'industrie commerciale, sinon une compensation, du moins une sorte de dédommagement qui leur a fait supporter, avec moins d'amertume, la perte immense qu'ils ont éprouvée.

Sur un monticule, situé vers la partie septen-

(1) Ce lieu à pris son nom de la petite rivière sur laquelle il est situé; car *Pach* ou *Bach*, en allemand, signifie ruisseau, petite rivière.

Delà les Flamands ont fait *beck* et nous *bec;* delà les noms de Rodenbek, ou Robeck, Caudebek, Le Beck. VALOIS, not. gall., p. 393. (*Dictionnaire de Trevoux.*)

trionale de la ville, s'élevait, autrefois, un château fort, dont les ruines consistent en quelques pans de murailles d'une épaisseur et d'une solidité remarquables. Ces vieux débris et des conduits souterrains, artistement voutés, dont quelques particuliers ont fait d'excellens celliers, se dirigeant du château vers la vallée, nous revèlent assez l'importance de cet antique monument dont l'origine paraît remonter aux temps les plus reculés de la monarchie française.

Le passage suivant, extrait de l'histoire très-estimée de la Normandie, par Dumoulin, curé de Menneval, près de Bernay, fait déjà remonter en l'an 1153 l'existence de ce château qui est certainement d'une date bien antérieure :

« Depuis long-temps, il y avait quelque froideur et » dispute entre Robert, comte de Montfort-sur-Risle, » et son oncle Waleran, comte de Meulanc : pour » les accorder et réunir d'affections, on convint de » faire assemblée d'amis près de la ville de Bernay : » là, Robert fut si perfide, qu'il prit son oncle pri- » sonnier et le mena à *Orbec, dans le château* que les » gendarmes et sujets de Waleran assiégèrent » tost à près; comme ils le battirent et désespéraient » de le pouvoir prendre, Waleran, quittant le châ- » teau de Montfort à son neveu, fut mis en liberté. »

A des époques plus rapprochées, furent fondées en cette ville deux communautés : l'une d'hommes, de l'ordre des Capucins; l'autre de femmes, connues sous le nom d'Augustines. Les bâtimens occupés par les deux monastères, situés le premier au nord, le second au midi, subsistent encore en majeure partie; mais ils ont reçu une nouvelle destination (1).

Ceux des religieuses Augustines, dont la ville est devenue propriétaire depuis 1830, sont occupés par un pensionnat fondé sous les auspices de l'administration. Les enfans du sexe masculin y reçoivent une instruction solide sous la direction d'un principal, dont le mérite reconnu est, pour cet établissement, une garantie de durée et de prospérité et, pour les familles, un avantage incontestable.

L'ancien monastère des Capucins, acquis par une communauté de dames religieuses, est devenu, par leurs soins éclairés et par l'extension considé-

(1) Je crois faire plaisir aux amateurs d'antiquités en consignant ici l'inscription suivante gravée sur une des pierres tumulaires, qui se trouvent dans le chœur de l'ancienne église du couvent des Augustines d'Orbec : « Cy-gist Da[lle] Renée Le Marchant, » veufve en prémieres nopces de Jacques Alexandre, en son » vivant Es[er] sieur de Breuil, lieutenant au régiment des gardes, » et en secondes nopces de Me Josias *Berault,* en son vivant » Es[er] Sr du Boulay, con[er] du Roy au siège de la Table de » Marbre à Rouen, et très docte commentateur de la coutume » de cette province (*inhumé en cette chapelle en l'année* 1633): » laquelle était mère de dame Claude Alexandre, fondatrice de » ce monastère, et de Janne Alexandre, p[re] prieure, et « décéda le 27 d'avril 1644. Priés Dieu pour le repos de son » âme. »

J'ai fait de vaines recherches pour découvrir la tombe de Berault dans la chapelle de l'ancien couvent, dont il est question dans l'inscription ci-dessus. Il est cependant constant que les dépouilles mortelles de cet auteur ont été apportées à Orbec. Un ancien almanach de Lisieux rapporte ce fait qui ne peut être révoqué en doute.

rable qu'il a pris, une maison d'éducation généralement appréciée

La ville possède un hôpital où sont reçus indistinctement les vieillards infirmes et les malades indigens de l'un et de l'autre sexe. Situé au centre de la ville, cet établissement, dont les salles et infirmeries sont ouvertes au soleil levant, est en général sainement exposé. Les malades y sont bien soignés par les sœurs, dont le zèle et l'humanité sont dignes des plus grands éloges; ils ont une bonne nourriture dans leur convalescence, aussi jamais n'y observe-t-on de maladies plus graves et plus rebelles que dans les autres maisons de la cité, et ce qui, d'ailleurs, prouve en faveur de la bonne tenue de la maison et des soins qu'on y reçoit, c'est que les vieillards et infirmes qui y sont admis parviennent, la plupart, à une extrême vieillesse. Cependant, malgré ces avantages réels, il est vrai de dire que cet établissement laisse beaucoup à désirer sous le rapport de la disposition et de la distribution des appartemens. Mais, pour effectuer les améliorations qu'il me serait facile de signaler, il faudrait des ressources supérieures à celles qu'on possède. Toutefois, on peut espérer que les économies faites jusqu'à ce jour, dans ce but, permettront à l'administration de réaliser des projets depuis long-temps conçus, et dont l'exécution ne peut se faire long-temps attendre.

Orbec est bâti sur le versant d'une colline, dans une vallée étroite, mais riante et fort agréable, qui a sa direction du *nord au midi* et forme une fausse équerre avec celle de Lisieux, du *sud-est au nord-ouest*. La construction de cette ville suit, en majeure partie, comme sa vallée, la direction du *septentrion au sud*. Une large rue la divise en *partie orientale* et en *partie occidentale*, de telle sorte que cette dernière peut être appelée la basse ville et l'autre la haute ville. Cette division qui serait ridicule dans une mappemonde, ne l'est pas aux yeux d'un médecin qui veut apprécier scrupuleusement ce qui peut influer sur la santé de ses concitoyens. Les autres rues, presque toutes perpendiculaires à celles dont je viens de parler, sont généralement étroites, mal alignées, comme celles de la plupart des anciennes villes; mais elles sont en majeure partie bien pavées, surtout depuis une vingtaine d'années, ce qui contribue à la propreté et à la salubrité.

La construction des habitations anciennes est, à quelques exceptions près, très-irrégulière, les nouvelles maisons, qui se multiplient depuis quelques années, sont construites avec plus de goût; quelques unes, d'une architecture élégante, sont commodément distribuées.

Le sol d'Orbec et de ses environs, variable dans sa composition, se présente sous différentes formes, suivant la profondeur où on l'observe.

La première couche, essentiellement végétale, est riche en *humus* et en sels nutritifs, surtout dans le fond de la vallée; celle des côteaux est moins abondante et moins féconde. Les couches suivantes, composées d'argille, de glaise, plus rarement de terre à foulon, d'une épaisseur variable et mélangée d'une quantité plus ou moins grande de silex ou pierre à fusil. A une plus grande profondeur on trouve *la marne*, ou pierre calcaire (*carbonate de chaux*), dont on tire un grand parti, dans le pays, pour modifier la nature des terres cultivées et les rendre fertiles.

A peu de distance de la ville, vers le midi, existent des carrières de sable et de grès très précieuses pour les constructions; on emploie pour celles-ci, depuis un certain nombre d'années, une terre argilleuse solidifiée par l'action du feu dans des fours *ad hoc*, et disposée en petits carrés connus sous le nom de briques; cette matière, inaltérable par l'humidité, a heureusement et fort avantageusement remplacé le moellon ou carreau dont on se servait généralement autrefois pour construire les habitations, ainsi que l'attestent les profondes et vastes carrières creusées dans le flanc des deux monticules qui dominent la ville au nord et au midi.

Les productions du sol, si elles ne sont pas très-variées, sont du moins très-abondantes.

Les côteaux sont hérissés de bois-taillis dont les coupés plus ou moins régulières, mais assez considérables, servent, en majeure partie, aux besoins des ménages et des fabriques; les espèces qui y croissent le plus sont : le chêne, le hêtre, le bouleau, le tremble, le sorbier, l'aubépine, le sureau. Le châtaignier (1) y était fort commun autrefois ainsi que l'attestent les anciennes constructions; devenu

(1) *Castanea vulgaris*. D. C. Famille des amentacées (JUSSIEU.)

très-rare surtout depuis le grand hiver de 1709.

C'est à peine si l'on en rencontre aujourd'hui quelques cépées dans les plus grands bois.

Quelques parties de bois défrichées, depuis un certain nombre d'années, et converties en pâturages, ont eu le double avantage d'augmenter les produits et de donner au pays un aspect plus varié, plus riant et plus pittoresque. Mais, sous le rapport de la salubrité, peut-être ce changement a-t-il eu quelque inconvénient; on conçoit, en effet, que la disparition de ces bois a pu influer, jusqu'à certain point, sur l'air qui nous environne et conséquemment sur la santé des habitans.

En outre les espèces d'arbres que je viens d'énumérer, le pommier et le poirier qu'on cultive en ce pays, et qu'on y multiplie de plus en plus, produisent des cidres et poirés assez délicats. — C'est la boisson ordinaire des habitans.

Derrière ces collines sont d'agréables et vastes campagnes qui produisent en abondance le froment, le seigle et l'avoine.

Le pain de blé fait, dans ce pays, la base de la nourriture; on n'y connaît guère le sarrasin ou blé noir.

Aux productions ci-dessus indiquées, il conviendrait d'ajouter celles que nous fournissent les riches prairies de nos vallées, mais je me réserve à en parler plus bas, en indiquant le moyen que l'on emploie pour les féconder.

§. Ier.

DES PLANTES MÉDICINALES.

Notre vallée, les bords de la rivière et des ruisseaux qui la fertilisent, les côteaux, les bois qui les couronnent et les campagnes voisines, abondent en plantes médicinales dont la pharmacie et la médecine pourraient journellement tirer parti. Parmi ces plantes j'indiquerai succintement les plus communes :

1° Dans les lieux bas et humides se trouvent : les scrophulaires, la grande consoude, le houblon, l'aconit, les ciguës, le cresson, la valériane; dans certains endroits moins marécageux on rencontre assez fréquemment la saponaire, la jusquiame, l'aunée, la douce-amère, la matricaire, l'armoise, l'hyeble, le colchique d'automne, etc.

2° Sur les côteaux croissent abondamment, les scabieuses, diverses espèces de violettes et d'orchis, le serpolet, le sceau-de-Salomon, les caille-lait, les sauges, la petite centaurée, plusieurs verbascum, etc.

3° Nos bois sont riches en campanules de diverses espèces, en melisse, quantité de vulvaires, en sureaux, nerpruns, etc. La belladone, quoique assez rare, se trouve cependant en certains lieux; j'en ai rencontré quelques pieds isolés dans la commune de Bienfaite.

4° Dans les haies ombragées, on rencontre l'hépatique des fontaines, la langue de cerf (scolopendre), l'orpin, etc.

5° Sur les murs en terre croissent plusieurs iris,

entre autres l'humilis, quelques joubarbes, le sedum âcre, et le reflexum.

6° Sur les vieux murs de pierres le rhuta muraria, le capillaire et quantité de pariétaires.

7° Les jardins sont pourvus, outre les légumineuses, d'une multitude de plantes aromatiques, telles que la sauge, l'absinthe, la marjolaine, l'hysope, la lavende, la rhue; l'aristoloche ronde, les chicorées, les laitues, l'asperge, l'oseille. La pomme épineuse, le ricin, etc., y sont aussi très-cultivés.

§. II.

DES EAUX.

La vallée d'Orbec est traversée par une rivière qui n'entre pas dans la ville et la cotoie seulement. Elle prend sa source à une lieue au sud, dans la commune de la Folletière, et roule dans son lit une eau pure et limpide, qui n'éprouve de changement qu'après les longues pluies et les orages. Il est vrai que sa source en est elle-même altérée; ses jets qui sont alors plus bouillonnans charient quantité de sable et de marne. Elle sourd d'une colline escarpée composée, en majeure partie, de moellon ou pierre calcaire. Cette source est tellement abondante qu'à quelques mètres seulement de son origine elle fait mouvoir la roue d'un moulin à blé.

Le fond du lit de la rivière, de même nature en général que celui de sa source, est assez net; les nombreux moulins et les fabriques diverses que l'on rencontre sur ses rives sont fort raprochés. Ils font déposer la vase, les pierres et une assez grande quantité de débris végétaux dans leurs biez. Au reste son eau coule aisément, sans trop de rapidité.

L'industrie des habitans de cette ville et du voisinage leur a suggéré de profiter de ce bienfait de la nature : ils divisent la rivière; ils opposent à chaque branche des digues et des écluses qui, à l'aide des saignées multipliées que l'on pratique, font inonder les prairies, qui ont à peine un demi-quart de lieue de diamètre. Ces moyens, fréquemment et heureusement employés, forcent le sol à produire aux propriétaires plusieurs récoltes chaque année, ce qui est une source de richesse pour le pays.

Ces inondations artificielles doivent évidemment contribuer au plus ou moins de salubrité de notre atmosphère, suivant la constitution particulière de l'air, la direction des vents et le changement de saison. Je reviendrai sur cet important objet.

Outre sa rivière, Orbec possède un ruisseau assez considérable, qui prend sa source à l'est de la ville, dans le vallon de la Vespière, traverse les deux tiers de la ville, fournit son eau aux tanneries, aux blanchisseries, à plusieurs maisons, à l'hospice, et se divise en un cloaque qui entraîne les immondices de la partie moyenne d'Orbec, du nord au midi; une autre branche, du sud-est à l'ouest, forme un courant qui parcourt une rue dans toute sa longueur, et distribue son eau à quelques établissemens, à plusieurs jardins, et à un certain nombre de maisons particulières.

Privés d'eau de source jaillissante, les habitans ont dû y suppléer long-temps par des puits creusés dans le sol des propriétés particulières. Ce n'est que depuis quelques années que l'administration a eu l'heureuse idée d'établir des puits à pompe dans les principaux quartiers. La partie haute de la ville a d'autant mieux apprécié le bienfait de cette innovation, que, depuis des siècles, ses habitans étaient obligés d'aller puiser de l'eau à une grande distance; encore celle qu'ils s'y procuraient à grand'peine, bien qu'elle provînt de la belle source de la Vespière, était-elle rarement propre aux usages domestiques, attendu qu'un moulin à foulon et des lavoirs, établis au-dessus de l'endroit où on la puise, en altèrent la pureté.

L'eau provenant de tous ces puits est loin d'être identique. Quelques-uns en fournissent d'excellente; d'autres, au contraire (c'est heureusement le petit nombre), en donnent d'assez mauvaise qualité, et qui est à peine potable. Quelques propriétaires ont fait de vains efforts pour obtenir des puits dans leurs domaines : ils ont été contraints d'y renoncer, n'ayant trouvé que de l'eau impure, d'une odeur et d'une saveur détestables.

Je n'ai pas fait faire d'analyse chimique des eaux d'Orbec, et ne puis, par conséquent, entrer ici dans aucun détail à ce sujet. Je me bornerai donc à dire, en général, que les eaux sont crues; que le savon s'y dissout difficilement. Cependant on rencontre quelques exceptions à cette règle. En effet, l'eau de certains puits est d'une qualité supérieure; elle entre facilement en ébullition, et les légumes y cuisent très-bien: d'où je conclus qu'elle possède les qualités indiquées par le père de la médecine: *Aqua quæ citò calescit et citò refrigeratur, levissima.* (HIPP.)

J'ai dit qu'il n'y a pas à Orbec de fontaines jaillissantes; ce n'est pas qu'il fût impossible d'y en établir; on y a songé; mais la dépense qu'entraînerait une pareille entreprise n'a pas permis, jusqu'à présent, de l'exécuter. Il est à désirer que ce projet se réalise un jour: ce serait chose utile et agréable tout à la fois. Si, comme ceux des autres quartiers, les habitans de la partie basse de la ville sont privés de cet avantage, ils en sont, jusqu'à certain point, dédommagés par quelques sources dormantes, publiques et privées, justement estimées de ceux qui sont à même d'en user. Cependant elles sont devenues moins précieuses et moins fréquentées depuis l'établissement des pompes publiques.

Une de ces sources, située dans la partie méridionale de la ville, a joui autrefois d'une certaine célébrité. L'eau qui en jaillit était considérée comme minérale, et ayant des propriétés médicinales. Il est vrai qu'elle contient des sels ferrugineux dans certaines proportions; elle les doit au voisinage de scories provenant d'anciennes grosses forges qui ont dû exister autrefois à Orbec, si l'on en juge par les résidus que l'on rencontre en grande quantité dans plusieurs quartiers; mais il est douteux que les propriétés médicales de cette eau aient quelque vertu : aussi, est-elle complètement tombée dans l'oubli.

§. III.

DES VENTS.

La position et l'élévation plus ou moins grande des collines qui environnent cette ville et celle où elle est bâtie; les deux vallées entre lesquelles elle se trouve, déterminent l'influence que les différentes espèces de vents peuvent avoir sur la santé des habitans.

Il est certain que les vents d'*est*, *nord-est* et *sud-est* ne peuvent nous incommoder considérablement. La colline où Orbec est construit ayant une direction peu interrompue du *septentrion* au *sud*, et un demi-quart de lieue de pente, nous garantit surtout du vent du *nord-est*, et émousse efficacement l'haleine des aquilons.

Le vallon où prend source le ruisseau qui divise la ville en partie septentrionale et en partie méridionale, est fort étroit et fort tortueux à quelque distance de la source; si l'haleine du vent du *sud-est* s'y fait sentir, ce ne peut être suivant sa direction propre, mais par réfraction. Cependant il pourrait nous apporter les vapeurs et les exhalaisons qui s'élèveraient de quelques bois situés à l'*est* et au *sud-est*, à un quart de lieue de la ville, et d'un étang que la source de ce ruisseau forme dès sa naissance. Mais les émanations de ce réservoir sont moins redoutables depuis que le propriétaire a eu l'heureuse et louable idée d'en curer les vases, depuis long-temps amoncelées, dont il a su tirer un grand parti pour engraisser et féconder ses pâturages.

L'élévation de la colline occidentale, qui est couverte de bois et sans grande rapidité, nous préserve de l'impétuosité du vent d'*ouest* et *sud-ouest;* mais la vallée d'Orbec à Lisieux ayant, pendant plus de deux lieues, sa direction du *sud-est* au *nord-ouest*, forme un violent courant d'air, et nous expose à toute la rigueur du vent du *nord-ouest*, et indirectement, par réfraction, à celui du *nord-est*, faiblement au *sud-ouest*

La colline septentrionale, plus élevée encore que les précédentes, et qui est aussi hérissée de bois, nous défend de la rigueur du vent du *nord*.

Enfin, la vallée qui contient notre ville dans son entier, et se prolonge pendant trois quarts de lieue du *nord* au *sud*, se divise, à son extrémité, en deux autres, dont l'une tourne vers le *sud-est*, et l'autre vers le *sud-ouest*. Le coteau qui opère cette division est également couvert de bois.

Il résulte nécessairement de cette disposition que nous sommes exposés immédiatement au vent du *sud;* indirectement et par réfraction, à ceux du *sud-est* et du *sud-ouest;* mais la partie principale de notre cité étant assise sur le versant de la colline orientale, la colonne d'air de chaque vallée qui s'avance du *midi* au *nord*, où est la ville, acquérant un plus grand diamètre dans sa communication immédiate avec celle qui va du *sud-est* au *nord-ouest*, il doit résulter de cette position naturelle un courant d'air qui subira interruption du *sud* au *nord-ouest.* Les vapeurs et les exhalaisons qui s'élèvent des bois, de la rivière et des ruisseaux qui s'y jettent avant son arrivée à Orbec, doivent être rapidement emportées avec la colonne d'air, excepté dans les instans où ce gaz n'est pas trop agité. Aussi, bien que notre ville soit renfermée entre deux monticules fort resserrés, elle paraît jouir néanmoins de plus d'avantages, sous le rapport de la salubrité, que sa situation ne l'annonce au premier abord. En effet, le flux et le reflux de son atmosphère du *midi* au *nord-ouest*, et du *nord-ouest* au *midi*, qui est déterminé plus généralement par ses vallées, ne laisse pas séjourner les vapeurs et les exhalaisons des eaux, des bois d'alentour, et entraîne également celles qui sont journellement renouvelées par les immondices qui séjournent dans la ville. Celle-ci s'étendant principalement en longueur du *nord* au *midi*, et étant percée, comme je l'ai déjà dit, par une rue ayant la même direction, pour peu que l'air soit agité, il ne tarde pas à être renouvelé. C'est peut-être à cette cause qu'il faut principalement attribuer le peu de durée de la plupart des épidémies qui paraissent tout d'abord menacer la totalité des habitans, tandis qu'un petit nombre en sont ordinairement affligés.

Une autre cause qui n'influe pas moins efficacement sur la constitution et la santé des habitans, c'est la nourriture de notre pays, qui est généralement de bonne qualité, même chez les personnes les moins aisées de la population. En effet, le bœuf et le mouton, devenus plus communs et moins chers, grâce au progrès de l'agriculture et de la civilisation, sont maintenant à la portée de toutes les bourses, et font, avec le pain, la base de la nourriture. Ces substances ont remplacé avec beaucoup d'avantage les plantes potagères, les légumineuses, et surtout le lard et les poissons salés, alimens grossiers dont usait presque exclusivement, autrefois, la classe ouvrière de la ville et des campagnes (1).

Ce pays est d'ailleurs assez abondamment pourvu de volaille, de gibier et de poisson d'eau douce pour mettre les amis du luxe et de la bonne chère à même de satisfaire leur sensualité.

Le voisinage de la mer et la facilité des communications nous donnent aussi les moyens de nous procurer souvent, en abondance, les poissons de diverses espèces et qualités, qui sont une précieuse ressource pour toute la population de cette contrée.

Aux détails qui précèdent je dois ajouter quelques considérations sur les mœurs et le caractère des habitans de ce pays.

(1) Une preuve incontestable de l'heureuse influence de la bonne alimentation et de la salubrité de la ville et de ses environs, c'est qu'un assez grand nombre des habitans parviennent à une extrême vieillesse. Il n'est pas rare, en effet, de rencontrer ici des personnes des deux sexes âgées de 70, 75, 80, 90 ans. Il en est même qui parcourent une plus longue carrière. Parmi les exemples les plus remarquables de longévité, je pourrais citer le nom de quelques-uns de nos concitoyens, auxquels il n'a manqué que quelques mois pour accomplir un siècle!...

§. IV.

MOEURS ET CARACTÈRE DES HABITANS.

D'une taille moyenne et généralement bien constitués, les Orbecais sont, à peu d'exceptions près, vifs, laborieux, actifs. L'industrie commerciale, devenue chaque jour plus importante, à laquelle se livre la majeure partie de la population, a sans doute modifié les habitudes et influé sur les relations ; mais elle n'a point détruit en cette ville le goût et l'amour de l'instruction. A la vérité, celle-ci y était plus répandue, peut-être, quand elle renfermait dans son sein des magistrats et des jurisconsultes plus ou moins distingués ; mais ses bienfaits n'en sont pas moins bien appréciés par les familles, dont la plupart font de grands sacrifices pour donner à leurs enfans une éducation soignée.

De mœurs douces, en général, bienfaisans, humains, hospitaliers, affables et de bon accueil, les habitans de cette ville manifestent surtout cette dernière qualité envers les étrangers. Quant à la sociabilité, je le dis avec franchise, le passé serait plus favorable à consulter que le présent ; car il est incontestable que, sous ce rapport, Orbec est loin d'être en progrès.

Plusieurs causes ont contribué à ce fâcheux résultat. Et d'abord, comme partout ailleurs, les passions, cortége inséparable de la faible humanité, n'exercent que trop souvent ici leur funeste influence. Mais la divergence des opinions, dans ces derniers temps, l'esprit de parti, en un mot, est de toutes les causes celle qui a opéré les plus fâcheuses divisions! oui, la politique!!!... c'est-à-dire ce qu'il y a de plus douteux, de plus incertain, de plus arbitraire, de plus conjectural au monde! voilà la passion factice qui a rompu les rapports sociaux, et brisé les liens qui naguère encore unissaient étroitement bon nombre de familles estimables! Voilà la passion frénétique qui a converti les relations intimes, les amitiés héréditaires, et pour ainsi dire traditionnelles, en ressentimens acharnés, en haines implacables! Quel aveuglement! quelle folie! presque digne, hélas! de l'application de ces vers énergiques que le poëte latin, dans son amour de l'union et de la paix, adressait à ses concitoyens, en proie au fléau de la guerre civile :

Neque hic lupis mos, nec fuit leonibus
Unquam, nisi in dispar, feris.
Furor ne cæcus, an rapit vis acrior,
An culpa? Responsum date.

(HOR. *Odes.*)

CHAPITRE IIe.

Des Maladies qui s'observent le plus communément à Orbec et aux environs.

Ici commence la partie la plus importante et la plus difficile de ma tâche.

Bien que ce pays soit généralement salubre, on y observe néanmoins toutes les maladies communes à tous les climats, abstraction faite des influences locales, qui leur impriment toujours une couleur particulière que je tâcherai de faire ressortir, en suivant l'ordre précédemment indiqué.

§. Ier.

1o MALADIES SPORADIQUES.

AFFECTIONS AIGUES.

Parmi les maladies aiguës, je citerai : 1o les affections catarrhales; 2o les pleurésies et les péripneumonies; 3o les fièvres intermittentes; 4o les inflammations du canal digestif; 5o les phlegmasies du cerveau et de ses membranes; 6o les rhumatismes; 7o les ophtalmies; 8o les maux de gorge, etc.

Ces maladies se dissipent ordinairement très-bien quand elles sont prises à tems et traitées méthodiquement. Alors le pronostic est presque toujours favorable et la terminaison heureuse. Mais malheur à ceux qui, aveuglés par les préjugés, ou guidés par un intérêt mal entendu, se confient aux empiriques ou s'adressent trop tardivement aux hommes de l'art!... Ils payent de la vie leur imprudence ou du moins ils voient se prolonger indéfiniment leurs maladies.

Les inflammations aiguës des organes parenchymateux, autres que les poumons et le cerveau, sont rares en ce pays.

AFFECTIONS CHRONIQUES.

Ces maladies sont ici communes et variées. Comme les précédentes les plus fréquentes sont celles : 1° de l'appareil respiratoire : les bronchites (catarrhes pulmonaires), les pneumonies tuberculeuses (phthisies pulmonaires, vulgairement pulmonies).

2° Pour l'appareil digestif : la gastrite, l'entérite, la colite (diarrhée ou flux de ventre).

3° Du coté de la circulation : l'anévrisme du cœur, l'ossification de ses valvules et surtout l'*hypertrophie* de cet organe. On sait que cette dernière affection est l'apanage des constitutions sanguines et pléthoriques. L'expérience me l'a démontré, j'ai en effet vu succomber à cette maladie plusieurs habitans d'Orbec doués de cette constitution (1).

(1) Dans les premières années de ma pratique, en ce pays, j'ai rencontré plusieurs cas d'anévrisme et d'hypertrophie du cœur, qui avaient été méconnus. En effet, les vesicatoires dont on avait couvert la poitrine des malades et la nature des autres moyens thérapeutiques, uniquement dirigés contre les bronchites co-existantes, me prouvèrent qu'on avait pris le change en substituant l'affection secondaire à la maladie principale. Cette erreur de diagnostic fut frappante chez un ancien garçon meûnier, homme d'une constitution athlétique. A ma première visite, l'oppression qu'il éprouvait était si forte qu'il lui était impossible d'entrer au lit ; les extrémités inférieures étaient énor-

Sans entrer ici dans aucuns détails touchant les symptômes des maladies du cœur, qu'il me soit permis de faire une remarque qui n'est peut-être pas sans importance pour le diagnostic : Je veux parler de la *prédisposition organique* de quelques individus à cette affection devenue d'ailleurs si commune de nos jours, et constamment si grave, à raison de sa nature et de l'importance de l'organe qui en est le siège, qu'on ne peut trop insister non-seulement sur les moyens propres à la faire reconnaître, mais encore sur ceux capables d'en faire présumer l'existence.

Or, cette prédisposition, que je viens de signaler, consiste, selon moi, dans la conformation particulière du thorax, je veux dire *dans le développement extraordinaire de son diamètre antero-postérieur*, ce qui donne à la poitrine des individus, ainsi constitués, un aspect tout particulier. Il résulte, en effet, de cette disposition spéciale une différence telle avec l'état habituel que le plus grand diamètre des poitrines, ainsi conformées, au lieu d'être *latéral* semble plutôt exister *d'avant en arrière*, ce qui donne lieu à une sorte de *bombement total* ou de *voussure générale*

mément tuméfiées; il crachait le sang depuis quelques jours. Malgré l'édœmatie devenue générale, je pratiquai d'abord plusieurs saignées, après quoi je prescrivis de la digitale et des hydragogues. Cette médication eut un plein succès; les symptômes alarmans disparurent en quelques jours; le malade put reprendre son lit et goûter les douceurs du sommeil dont il était privé depuis trois semaines.

du thorax bien remarquable; tellement frappante et caractéristique, pour moi, que je n'hésite jamais à considérer cette disposition comme l'indice certain du développement inévitable et plus ou moins prochain de l'affection dont il s'agit. Cette présomption, je ne crains pas de l'affirmer, a toujours été justifiée par les faits.

C'est à une hypertrophie du cœur qu'à dû succomber, si je ne me trompe, notre célèbre Dupuytren. Il présentait, au plus haut dégré, la disposition thoracique dont j'ai parlé. Déjà, lorsque je suivais, à l'Hôtel-Dieu, ses savantes leçons cliniques, cette conformation m'avait frappé; aussi, quelques années après, quand j'appris que l'illustre professeur avait eu une attaque d'apoplexie, je n'en fus pas surpris, car j'avais prévu et prédit, en quelque sorte, la maladie organique qui a enlevé cet habile opérateur, et dont l'apoplexie n'avait été que le prélude; je devrais plutôt dire l'effet, car quel est le médecin qui n'a pas été frappé de la coincidence qui existe entre ces deux affections! l'une n'est-elle pas presque constamment la conséquence de l'autre? Ce qui se conçoit parfaitement d'ailleurs et n'a pas dû échapper à la sagacité des praticiens. Cependant les auteurs de traités *ex-professo* sur ce sujet, *Corvisart* et *Laënnec* n'ont rien dit de cette particularité, j'entends parler de la *voussure* ou du *bombement thoracique* que j'ai signalé.

J'ai eu occasion d'observer, à Orbec, plusieurs cas analogues; mais, parmi ceux auxquels j'ai donné des soins et qui ont succombé à cette cruelle maladie, la plupart ne pouvaient pas s'en prendre seulement à une prédisposition constitutionnelle, les excès inséparables d'une existence orageuse y avaient eu la plus grande part. Cependant, de toutes les causes, l'abus des liqueurs fortes, principalement de l'eau-de-vie et du café, a toujours été la plus fortement déterminante. Que de victimes n'a pas faites et ne fait pas tous les jours, au sein de notre population, l'usage immodéré de cette liqueur traitresse, si improprement décorée du nom *d'eau-de-vie* et qui devrait bien plus justement s'appeler *eau-de-mort!!!*...

Combien d'individus de l'un et de l'autre sexe n'ai-je pas vu succomber, depuis vingt ans, à cette funeste passion encore trop commune, hélas! parmi nos concitoyens!!.. Mais, si l'abus de cette liqueur enivrante produit souvent l'hypertrophie du cœur et l'hydropisie sa compagne, ou plutôt sa suivante presque inévitable, combien d'autres affections graves ne détermine-t-elle pas fréquemment aussi, telles que : la goutte, les rhumatismes, la sciatique, grand nombre de névroses et de maladies de la peau? Mais, quelles atteintes n'en éprouvent pas plus souvent encore les organes de l'appareil digestif et leurs annexes?... D'où cette multitude d'affections viscérales, chroniques, appelées autrefois obstructions, dont la terminaison ordinaire et presque inévitable est encore l'hydropisie qui, sous différentes formes et après les vicissitudes les plus diverses, vient enfin, par le marasme et la mort, mettre un terme aux souffrances inséparables de cette funeste maladie!

A ce sujet, je ferai une remarque relative au traitement des affections aiguës *chez les buveurs d'eau-de-vie de professsion* : à savoir, que ces maladies sont presque constamment réfractaires aux remèdes ordinaires; la saignée, par exemple, si efficace chez les personnes sobres atteintes d'inflammations, non seulement ne produit pas les mêmes effets favorables, mais encore fréquemment détermine-t-elle, chez les ivrognes, l'hydropisie à laquelle ils ne tardent pas à succomber, quels que soient les moyens thérapeutiques à l'aide desquels on cherche vainement à la combattre; les praticiens ne doivent donc recourir à ce puissant moyen qu'avec une extrême réserve *chez les individus connus pour abuser des liqueurs alcooliques*. J'ai été trop souvent témoin des erreurs commises dans ce cas, et des accidens qui en ont été la suite, pour ne pas craindre d'insister sur cette observation pratique, dont l'expérience vient chaque jour confirmer la triste réalité!.....

Indépendamment des affections que je viens de signaler, et à l'occasion desquelles je me suis livré à une assez longue digression qu'on me pardonnera, j'espère, il en est un certain nombre encore que je pourrais mentionner. Je m'en abstiendrai, pour ne pas dépasser les limites que je me suis prescrites. Je ne puis cependant passer sous silence quelques-unes des plus fréquentes. Parmi ces dernières, je citerai les affections organiques de l'utérus et de ses dépendances.

1° AFFECTIONS UTÉRINES.

Très-communes partout, ces maladies, qui intéressent quelquefois le corps même de l'organe, mais plus souvent son col, font, en ce pays, de nombreuses victimes. C'est surtout à l'âge critique que les femmes y sont sujettes. J'en ai vu périr la même année, en cette ville, trois, dont la plus âgée avait à peine cinquante ans! La maladie était déjà arrivée à son dernier période quand je fus consulté! Les jeunes femmes, bien qu'elles y soient moins exposées, n'en sont pas toujours exemptes. J'en ai vu mourir ici, à peu d'années de distance, deux, âgées seulement de vingt-six à trente ans. Elles ne vinrent pas plus tôt que les autres réclamer de l'art les secours qui, il faut bien en convenir, ne sont malheureusement que trop souvent impuissans dans ces affections désespérantes, surtout quand elles sont parvenues à un période avancé.

2° AFFECTIONS DES OVAIRES.

L'engorgement squirrheux des ovaires est aussi très-fréquent dans cette contrée, et j'en ai rencontré souvent dans ma pratique. Bien que grave, cette maladie, qui s'observe plus particulièrement chez les femmes stériles, chez celles qui ont eu un petit nombre d'enfans, et aussi chez un certain nombre de vieilles filles, n'est pas toujours suivie d'une issue aussi funeste qu'on aurait pu le craindre d'abord. Après avoir fait des progrès rapides dans le début, ces tumeurs, devenues plus ou moins volumineuses, quoique *dures*, *bosselées* et *douloureuses*, restent parfois long-temps stationnaires. Elles n'altèrent pas toujours la santé générale, et ne sont souvent incommodes alors que par leur poids ; les choses ne se passent cependant pas toujours ainsi. Une foule de malaises, d'accidens peuvent en être et en sont fréquemment la suite; elles troublent par fois les fonctions digestives, respiratoires, circulatoires, la progression même en est quelquefois gênée, surtout quand elle a lieu sur un terrein inégal. Les efforts, les secousses un peu fortes, doivent être soigneusement évitées. C'est un conseil prudent à donner aux personnes qui consultent en pareil cas. Le calme physique et moral leur convient. Aussi, lorsque quelque commotion vient à irriter, à enflammer ces tumeurs mobiles, le repos, les bains et les saignées annales, sont-ils les meilleurs moyens à opposer à ces lésions? Ce ne sont, à la vérité, que des palliatifs; mais combien ici comme ailleurs ne doit-on pas s'estimer heureux de trouver, dans ces faibles ressources, un soulagement à un mal trop souvent incurable?...

Je ne puis, à cette occasion, résister à l'envie de consigner succintement, ici, un cas fort curieux en ce genre.

Observation 1re.

Une femme de quarante et quelques années, aprés avoir éprouvé, pendant quelque temps, des douleurs plus ou moins vives dans le bas-ventre, vint me consulter ; l'exploration de la cavité abdominale me fit reconnaître l'existence bien manifeste, dans la région iliaque droite, d'une tumeur du volume d'un œuf de poule environ. Elle fit de rapides progrès et ne tarda pas à doubler. En quelques années cette tumeur avait acquis la grosseur de la tête d'un enfant naissant. Dure comme une pierre, inégale et bosselée elle s'accrut successivement au point d'acquérir 28 à 30 pouces de circonférence au moins. Elle était le siège de douleurs aigües, parfois lancinantes. Pendant une douzaine d'années j'ai bien souvent eu occasion de voir cette malheureuse et de lui donner des soins. Dans les deux dernières années son abdomen avait acquis un développement considérable, dû à la présence d'une collection aqueuse qui n'empêchait pas de sentir et d'apprécier les progrès incessants de l'ovaire dégénéré. Alors la malade ressentait souvent de vives douleurs dans divers points du ventre et notamment dans la région occupée par la tumeur. Ces douleurs étaient parfois accompagnées de fièvre ; ce qui dénotait un travail inflammatoire que je combattais, avec succès, par des applications de sangsues, des topiques émolliens et anodins. Je suivais avec intérêt les progrès de cette grave affection ; me promettant, lorsqu'elle serait arrivée à son terme, de vérifier, par la nécropsie, le diagnostic que j'avais porté. Dans ce but je fis entrer cette pauvre femme à l'hospice où elle succomba peu de mois après comme je l'avais prévu.

M'étant entendu avec les médecins de la maison, nous fîmes ensemble l'autopsie du corps 24 heures après la mort : en voici le curieux résultat :

AUTOPSIE.

L'abdomen ouvert par une section convenable, il s'en écoula douze litres au moins d'une sérosité trouble, mêlée d'albumine concrète. Cette dernière fort abondante se présentait en plusieurs points sous la forme de gelée d'un blanc citrin ayant, en quelques endroits, la consistance de blancs d'œufs coagulés. Elle formait des adhérences avec plusieurs viscères. Le péritoine était généralement altéré, mais d'une manière plus remarquable en divers points. Mais ce qui nous frappa, surtout, ce fut l'énorme tumeur qui remplissait, à elle seule, plus de la moitié de l'abdomen, notamment le côté droit de cette cavité. Sa forme était oblongue. Sa surface inégale, mais lisse; en pressant fortement sur ses parois, on sentait une fluctuation obscure, profonde en quelques points. Une large incision pratiquée, donna issue à un liquide semblable, pour la couleur, à du marc de café. Nous en évaluâmes la quantité à quatre litres environ. Les parois de ce kiste avaient au moins un pouce d'épaisseur. Son tissu de couleur roussâtre, ou lie de vin, d'une grande consistance, était comme sarcomenteux. Sa cavité se trouvait divisée en deux ou trois loges ou compartimens formés par des brides charnues et membraneuses de même aspect que les parois. La partie postérieure plus épaisse, dans une étendue de cinq à six pouces, offrait au milieu d'un tissu analogue à celui que j'ai décrit, une tumeur lardacée, grosse, à peu près, comme le poing; cette tumeur soigneusement examinée n'était autre chose que l'ovaire droit dégénéré, passé à l'état squirrheux lardacé, sarcomenteux, ainsi qu'il nous fut facile de nous en assurer en suivant cette masse que nous trouvâmes adhérente à la matrice au moyen d'un pédicule fibro-membraneux qui l'unissait fortement à cet organe.

L'ovaire gauche bien distinct, plus volumineux que dans l'état normal, se présentait sous la forme d'une tumeur ayant à peu près la grosseur d'un œuf de dinde; en pressant ses parois on reconnaissait la présence d'un liquide. D'une ouverture faite avec un bistouri, il s'écoula en effet, une liqueur d'un vert jaunâtre; mais ce qui excita notre attention et notre surprise, ce fut la présence dans la cavité de cette tumeur, d'une douzaine de boulettes de diverses grosseurs formées d'une substance ayant la consistance et la couleur de l'argile.

Tous les autres viscères abdominaux étaient parfaitement sains, mais tellement refoulés et ramassés dans la région supérieure et latérale gauche de la cavité abdominale, que nous eûmes grand'peine à les trouver tant étaient restreintes leurs dimensions et le siège qu'ils occupaient.

Ce cas pathologique est, sans contredit, fort curieux. Il me paraît d'autant plus extraordinaire, que je n'en ai jamais rencontré de semblable dans les grands hôpitaux de la capitale, où, pendant cinq années consécutives, j'ai été témoin d'un grand nombre d'autopsies.

3° CANCERS DU SEIN.

L'engorgement squirrheux du sein n'est pas moins fréquent, en ce pays, que celui de l'utérus. J'ai bien souvent été consulté par des femmes atteintes de cette fâcheuse maladie. Un certain nombre ont subi des opérations chirurgicales qui toutes, sans exception, ont été suivies de récidives et de la mort des sujets. Quelques-unes y ont gagné, peut-être, quelques années d'existence; mais à quel prix! Quelles souffrances, quelles angoisses avant, pendant et après l'opération sanglante, cruelle qu'il leur a fallu subir! Aussi, me fondant sur ces tristes résultats, et tout bien considéré, ai-je pris le parti de conseiller aux personnes qui réclament mes soins, en tel cas, de s'en tenir aux palliatifs, surtout quand, ce qui est assez fréquent, *une disposition constitutionnelle*, *héréditaire*, *une diathèse générale*, *enfin*, n'offre pas même la plus faible chance de succès en compensation des tortures inséparables du moyen extrême auquel quelques opérateurs se livrent encore, de nos jours, avec trop de facilité, oublieux qu'ils sont de ce sage précepte des anciens au sujet des affections cancéreuses: *Noli me tangere*, que les praticiens prudens sauront toujours respecter. Cette sentence, je l'applique, par extension, aux squirrhes mammaires, bien que les anciens l'aient restreinte aux carcinomes de la peau.

Toutefois, si l'extirpation chirurgicale du cancer des seins doit être rejetée, sinon d'une manière absolue, du moins dans l'immense majorité des cas, il n'en est pas de même de deux autres méthodes de traitement qui, si elles n'ont pas toujours été couronnées de succès, ont souvent eu l'avantage d'améliorer la maladie, et presque toujours pour effet de la modifier, de la circonscrire de manière à rendre l'opération plus facile et plus fructueuse, si tant est que l'on ait jamais obtenu, par ce dernier moyen, un succès complet en fait de cancer mammaire bien caractérisé?..... Je veux parler : 1° du traitement antiphlogistique général et local; 2° de la compression, d'après le procédé de M. Récamier. On ne peut nier que ces deux moyens, alternativement employés et combinés, n'aient rendu de grands services dans une foule de cas, entre les mains habiles de ce praticien. Dans ses cures, a-t-il toujours eu affaire à des affections cancéreuses bien caractérisées, bien réelles? Il est permis d'en douter. Mais, dans les cas incertains (et combien ne sont-ils pas nombreux!) le diagnostic de ces affections est parfois si obscur, qu'il est toujours du devoir d'un médecin sage et consciencieux de tenter ces derniers moyens, puisque l'expérience en a démontré les heureux effets.

S'il était permis de conclure d'après un seul fait, je dirais que, depuis plusieurs mois, je traite par cette méthode une personne du sexe affectée d'un engorgement mammaire jugé squirrheux, à laquelle on avait déjà fait pressentir la nécessité d'une opération. Je m'y suis opposé. Or, bien que la tumeur, plus volumineuse qu'un gros œuf de poule, fût dure, inégale et accompagnée de lancemens, je n'ai pas hésité à entreprendre d'en obtenir la résolution, et j'ai lieu de m'en applaudir, puisqu'à l'aide du procédé, notablement modifié toutefois, que je préconise, j'ai obtenu un changement si notable, une amélioration si marquée (la tumeur ramollie, indolore, est diminuée de plus de moitié), que je me flatte d'arriver prochainement à une guérison complète. Que l'on compare ce résultat avec la position critique des pauvres patientes qui, après avoir été inutilement mutilées deux ou trois fois déjà, n'ont pour perspective que de nouvelles tortures, aussi impuissantes que les premières!.....

J'ai eu moins d'occasions d'observer des affections organiques chez les hommes; cependant j'en ai rencontré quelques exemples. Les plus fréquens ont été les squirrhes de l'estomac et des intestins; après ceux-ci, les sarcocèles ou engorgemens squirrheux des testicules sont les maladies organiques que j'ai le plus souvent observées.

4° SARCOCÈLE.

Ordinairement facile à établir à une certaine période, le diagnostic de cette affection ne laisse pas quelquefois que de jeter les praticiens dans une grande incertitude. En voici un exemple remarquable.

Observation 2e.

Un homme de trente ans environ, cultivateur à Préaux, vint, il y a quelques années, de la part d'un médecin fort instruit, me consulter pour une tumeur du scrotum qui déjà avait été *ponctionnée deux fois* par un sage praticien, sur l'avis d'un des meilleurs médecins de Bernay; tous deux avaient cru reconnaître une hydrocèle; c'était aussi l'opinion du confrère qui m'avait adressé le malade, auquel il proposait une troisième ponction, convaincu de l'existence d'une collection aqueuse à laquelle il convenait, disait-il, de donner issue au moyen d'une nouvelle opération qui, faite avec plus de soin que les précédentes, devait infailliblement réussir.

L'insuccès des deux premières opérations ayant fait naître des doutes dans mon esprit, j'examinai le malade avec une scrupuleuse attention. Et, d'abord, des informations sur les prodromes m'apprirent que le mal avait été précédé de douleurs sourdes dans le principe, assez vives ensuite, dans l'abdomen, vers la région lombaire; qu'elles s'étaient bientôt propagées au cordon testiculaire droit; qu'enfin le testicule de ce côté, s'était successivement accru, pendant quelques mois, de manière à acquérir le volume du poing qu'il présentait alors. Du reste, ce développement progressif, qui avait eu lieu presque sans douleur, mais surtout sans lancemens, offrait encore ce même caractère d'indolence, et n'incommodait guère le consultant que par le volume et le poids qu'avait acquis l'organe affecté. La tumeur était de forme ovale, par conséquent plus grosse à sa partie moyenne qu'à ses extrémités; l'une d'elles cependant, l'extrémité inférieure, était un peu plus volumineuse que l'autre. Le malade ne put me préciser comment la tumeur avait procédé, si c'était *de haut en bas* ou *de bas en haut*. Sans inégalités, sans bosselures, parfaitement unie dans tous les points de sa périphérie, la tumeur, d'une consistance notable, offrait cependant une très-faible fluctuation en pressant ses parois avec les mains; *elle n'était point transparente à la lumière*. D'ailleurs, elle me parut spécifiquement plus pesante qu'une hydrocèle : bref, tout calculé, je diagnostiquai : *une hydro-sarcocèle*, ou du moins *une dégénérescence cancéreuse de la tunique vaginale*, avec *ramolissement ou épanchement purulent*. Cette opinion ne fut pas partagée par mon confrère : il persista dans le diagnostic qu'il avait porté. Toutefois, avant d'opérer, il voulut avoir l'avis de l'un des meilleurs médecins de Lisieux, auquel il adressa le malade. Convaincu qu'il existait une hydrocèle, ce médecin conseilla, comme les trois autres, l'opération propre à évacuer le liquide dont la collection, selon lui, constituait la maladie.

Cet avis prévalut. L'opération fut résolue et pratiquée, en ma présence, avec beaucoup de soin et de méthode, par le médecin qui m'avait fait consulter. Un trois-quarts fut plongé à deux reprises dans la tumeur, mais sans résultat, au grand étonnement de l'opérateur, qui, malgré mes doutes renouvelés avec instance immédiatement avant qu'il se mît à l'œuvre, s'attendait à voir jaillir de l'eau de la canule, au lieu de quelques gouttes de sang qui s'en écoulèrent!.... Dès lors sa conviction fut ébranlée. Il ne restait plus qu'à recourir au seul moyen capable de dissiper toute espèce de doute : à l'incision de la tumeur. Elle fut à l'instant pratiquée. Que trouva-t-on? Une dégénérescence cancéreuse des plus complètes du testicule et de sa tunique, et quelques cuillerées d'un liquide brunâtre; du reste, *tissus sarcomateux, matière pulpeuse, lardacée, cérébriforme*, etc., rien n'y manquait!.... Tout cela fut enlevé avec dextérité; une ligature fut appliquée sur le cordon des vaisseaux spermatiques; un pansement convenable termina l'opération. Peu de jours après, la plaie, qui s'était toujours présentée sous l'aspect le plus favorable, fut cicatrisée, trop vite, peut-être, car le malade ne tarda pas à ressentir dans le ventre des douleurs qui, sourdes d'abord, devinrent de plus en plus vives, puis lancinantes. Les progrès du mal furent rapides, tellement que ce malheureux jeune homme ne tarda pas à succomber.

Ce cas remarquable, que je n'ai rapporté qu'à cause des difficultés du diagnostic, a, sous ce rapport, beaucoup d'analogie avec l'exemple très-intéressant d'hydro-sarcocèle consigné dans les leçons orales de clinique chirurgicale de Dupuytren. (Voyez. t. 1er, art. VII. page 148. — Année 1832.)

Cet exemple et tant d'autres prouvent combien les praticiens doivent être attentifs et circonspects en fait de diagnostic de ces sortes d'affections. — Je n'avais pas oublié la leçon que le professeur Boyer nous fit un jour, à ce sujet, à la clinique de la Charité que je suivais alors; leçon que j'avais recueillie et que je retrouve dans les notes que j'ai précieusement conservées. Elle est ainsi conçue :

« Lors qu'une personne se présente avec une
» tumeur volumineuse dans les bourses, indolente,
» dure, compacte, pesante, *sans altération du*
» *cordon, sans tumeurs lymphatiques dans l'abdomen,*
» *sans douleur* et qu'elle existe depuis long-temps,
» et l'on en voit qui existent depuis douze à
» quinze ans; on peut juger que c'est une *tumeur*
» *sarcomenteuse* ayant son siège primitif dans la
» tunique séreuse du testicule, que c'est, en un
» mot, *un sarcocèle de la tunique vaginale.* »

Tel était le cas que j'ai rapporté avec cette différence que la maladie, qui probablement avait débuté par la tunique, s'était propagée au testicule puisque l'examen anatomique a prouvé qu'il était dégénéré. Mais l'altération primitive de la tunique avait masqué celle du testicule, si bien que, devenue méconnaissable, en quelque sorte, elle s'était dérobée à l'investigation la plus minutieuse de plusieurs praticiens très-éclairés!...

§. II.

DES MALADIES ENDÉMIQUES AIGUES.

Existe-t-il, à Orbec et aux environs, des maladies tenant à la nature du sol ou dépendant de la disposition des lieux; en un mot, y observe-t-on des affections propres au pays, soit qu'elle y règnent habituellement, soit qu'elles s'y manifestent à des époques tantôt variables et tantôt toujours identiques?

Depuis que j'y pratique la médecine je n'ai remarqué, en cette ville, d'autres maladies endemiques aigues que les inflammations des membranes muqueuses des voies aèrienes, connues autrefois sous le nom d'affections catarrahales. Les maux de gorge (angines tousillaires) qui sont aussi des phlegmasies, mais de la muqueuse du gosier, y sont de même très-fréquens.

Ces affections sont principalement dues 1° aux variations brusques de notre atmosphère; 2° aux brouillards épais et froids qui, presque constamment, s'élèvent, à la fin des journées chaudes, dans nos vallées et y répandent une humidité bien capable d'arrêter, sinon de diminuer, l'insensible transpiration et de la refouler, en quelque sorte, sur les organes de la respiration ou du moins de produire un effet sympathique qui en altère les fonctions, d'où ces rhumes fréquens plus ou moins opiniâtres, surtout favorisés par les vents d'*ouest* et du *nord-ouest* qui règnent assez souvent dans notre vallée. Or, la répétition successive de ces bronchites finit souvent par produire, chez les sujets prédisposés à cette affection par leur constitution, la phthisie pulmonaire, maladie trop fréquente hélas! et trop constamment funeste!

Les rhumatismes que j'ai rencontrés aussi en assez grand nombre, soit à l'état aigu, soit à l'état chronique, s'étaient presque tous développés sous l'influence de la même cause.

Il en est encore de même d'une affection bien grave, bien digne de fixer l'attention des praticiens, qu'on voit souvent règner dans cette contrée, je veux parler du *croup*.

DU CROUP.

Apanage presque exclusif de l'enfance, cette cruelle maladie qui, à diverses époques et dans une foule de localités, décime cette partie si intéressante de la population, exerce si souvent ses ravages à Orbec que je la considère comme y étant endemique. Ce qui ne veut pas dire qu'elle ne puisse y règner épidémiquement quelquefois. L'expérience me l'a prouvé; toujours est-il que j'en ai rencontré un assez grand nombre de cas presque annuellement, pour motiver mon opinion première.

Au reste, quels que soient la gravité et le danger de cette maladie contre laquelle ne sauraient trop se mettre en garde la sollicitude des parens et la vigilance des médecins, je ne crains pas d'affirmer que je suis toujours parvenu à en triompher lors que j'ai été appelé à temps et convenablement secondé.

Médication.

Les moyens qui m'ont alors le mieux réussi sont les révulsifs internes et externes, parmi lesquels je place les vomitifs en première ligne, brusquement et réitérativement employés dès le début, c'est-à-dire dans les premières heures de l'invasion. Moins certaine plus tard, cette méthode rend encore de grands services dans quelques cas.

Après ces moyens, plus rarement avant, les saignées générales et locales, suivant les indications, ont souvent été très-efficaces; mais on ne peut trop le répéter, le succès dépend de la promptitude, de l'énergie et de l'opportunité, et aussi de la *persévérance* avec lesquelles on administre tous ces moyens.

Qu'il me soit permis de faire, en passant, une remarque relative à la nature de la toux croupale. C'est à savoir que : — la *raucité de la voix*, *le cri de coq*, comme on l'appelle, n'est pas toujours le signe certain, infaillible de la maladie; il s'en faut, je le répète, que ce signe que l'on a donné comme caractéristique le soit constamment; il est souvent trompeur, et le praticien qui ne serait pas sur ses gardes pourrait facilement être induit en erreur et prendre le change. En effet, rien de plus facile que de confondre la *toux croupale* avec *la raucité de la voix*, chez quelques enfans au moment de la dentition.

Comme dans le croup, la toux de la dentition

survient ordinairement la nuit, elle est sûbite, plus ou moins vive, rauque, dispnéique et tellement forte, par fois, que les parens effrayés font appeler le médecin, persuadés que leurs enfans sont en proie à une attaque de croup. Si, alors, au lieu de s'enquerir des circonstances concomitantes, et faute d'un soigneux examen, l'homme de l'art mettait trop de précipitation dans son jugement, il s'exposerait à commettre une erreur qui pourrait être grave dans certains cas; mais si, tenant une conduite opposée, le praticien sage et prudent temporise un peu, voici ce qui arrive ordinairement : au lieu de s'accroître et de devenir de plus en plus alarmante, la toux diminue successivement. De *sèche* et de *rauque* qu'elle était d'abord, elle s'adoucit et devient *grasse*. Ce changement s'opère plus ou moins lentement, mais toujours par degrés et avec le temps dont il semble suivre, en quelque sorte, la marche lente et progressive, jusqu'à ce que le jour arrivant *rien ou presque rien* n'existe plus de cette toux première qui avait alarmé la tendresse maternelle et éveillé l'attention du médecin.

Le début de la coqueluche ressemble beaucoup aussi quelquefois à celui du croup; mais ici, la méprise serait moins grave attendu que la médication de ces deux affections est à peu-près la même dans le début.

§. III.

MALADIES ENDÉMIQUES CHRONIQUES.

DES SCROPHULES.

L'affection scrophuleuse, vulgairement appelée *humeurs froides*, est encore, parmi les maladies. inhérentes à ce pays, une des plus fréquentes. Très-commune surtout dans notre vallée, cette maladie affecte spécialement les enfans. La prédominence du système lymphatique, à cette période de la vie, explique cette préférence. Cependant, elle n'est pas exclusivement propre à l'enfance. Il n'est pas rare, en effet, de rencontrer parmi les adultes des victimes de ce vice constitutionnel qui, plus que les autres, est remarquable par sa transmission héréditaire. Véritable prothée, cette maladie affecte les formes les plus variées en apparence du moins; car, identique en réalité, les divers aspects sous lesquels elle se montre doivent plutôt être attribués au siège qu'elle occupe, je veux dire aux tissus affectés, qu'à une différence réelle. Ainsi, tantôt les glandes, tantôt le système osseux en sont le siège. Dans le premier cas, des tumeurs plus ou moins volumineuses s'observent au cou, aux aisselles, aux aines; les glandes mésentériques s'engorgent fréquemment aussi. Alors, le ventre devient plus ou moins volumineux, dur, tendu, douloureux, *c'est le carreau* parvenu à son développement.

Quand le mal envahit les os, il en résulte des

affections variables sous le double rapport du siége et de l'intensité de la maladie; de là ces lésions diverses, appelées tumeurs blanches, nécroses, caries, rachitis, etc....

Cependant les organes intérieurs ne sont pas à l'abri des atteintes de ce mal multiforme; mais de tous les viscères les poumons sont certainement le plus fréquemment et le plus gravement affectés. C'est à l'âge de puberté que la phthisie scrophuleuse fait le plus de ravages et de victimes. Que de jeunes gens des deux sexes sont alors moissonnés par cette affreuse maladie!...

Que si l'on s'applique à rèchercher les causes qui influent sur le développement de cette rédoutable affection, on se convaincra qu'elles sont très-variées. Mais les plus communes, mais celles qui sont en quelque sorte inhérentes au sol que nous habitons, doivent spécialement fixer ici notre attention. Telles sont donc particulièrement l'humidité, prédominante de notre atmosphère, les habitations basses, mal propres et peu éclairées. Une nourriture grossière, mal assaisonnée, presque exclusivement végétale, ou consistant en quelques viandes de mauvaise digestion, comme le porc et les poissons salés, les boissons de mauvaise qualité, notre cidre, quand il a subi la fermentation acéteuse (or, c'est souvent à cet état que le peuple en fait usage,) doit aussi contribuer au développement de la maladie qui nous occupe; enfin à ces causes générales, faciles à apprécier, j'ajouterai le défaut d'exercice en plein air, dont sont habituellement privés les individus assujétis à certaines professions sédentaires, tels que les tisserands, les fileurs de laine et de fil, etc., etc.

La fréquence et la gravité des scrophules ne m'ont pas permis de passer sous silence cette affection ; c'eût été une lacune impardonnable dans mon travail. Je n'en ai toutefois présenté qu'une faible esquisse étant obligé de me restreindre. C'est par le même motif que je n'entrerai pas ici dans les détails du traitement qui lui convient et que je me bornerai à dire, d'une manière générale, que c'est dans l'hygiène qu'on trouve les plus sûrs moyens de la prévenir et d'en modérer les progrès, comme c'est, à peu d'exceptions près, dans une médication tonique, sagement variée et modifiée, suivant les cas, que doit principalement consister le traitement curatif de cette maladie.

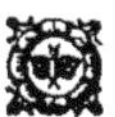

CHAPITRE IIIe.

Des maladies épidémiques qui ont régné à Orbec et aux environs depuis 1826 jusqu'en 1840, exclusivement.

On appelle épidémies les affections morbides qui se développant périodiquement dans un pays, sous l'influence de diverses causes, surtout sous celle de certaines conditions atmosphériques, sévissent simultanément sur un grand nombre d'individus.

Depuis que je pratique la médecine à Orbec, plusieurs épidémies y ont régné tour à tour et en ont décimé, plusieurs fois, la population. Les plus fréquentes et les plus remarquables ont été : *la variole*, *la scarlatine*, *la rougeole*, *les fièvres intermittentes* et ces affections graves qu'on nommait autrefois *fièvres putrides*, *adynamiques*, *ataxiques*, *muqueuses*, quand elles étaient moins intenses, qui ont été appelées depuis *gastro-enterites*, *gastro-cephalites* et qu'on désigne aujourd'hui sous la dénomination nouvelle de *fièvres typhoïdes*.

Je parlerai successivement et dans l'ordre ci-dessus de chacune de ces affections.

§. Ier.

DE LA VARIOLE OU PETITE VÉROLE.

Malgré les bienfaits de la découverte inappréciable de Jenner, la petite vérole a fait et fera long-temps encore de nombreuses victimes en ce pays, principalement dans les communes rurales, où les préjugés populaires sont loin d'être déracinés.

Il est vrai de dire, cependant, que la vaccine se répand de plus en plus, surtout dans les classes éclairées, et il est permis d'espérer qu'avec le temps, et le progrès des lumières aidant, le fléau destructeur de la vie et de la beauté perdra successivement de son empire!

A mesure donc que la vaccine se propage en cette ville la variole va en décroissant : aussi, depuis vingt années, je n'y ai vu cette épidémie générale et très-meurtrière qu'une seule fois; c'était à la fin de 1821 et au commencement de 1822. Elle exerça de grands ravages dans toute la contrée. La ville ne fut guère plus épargnée que les campagnes. J'ai vu périr en cette cité, pendant la durée de cette épidémie, de la variole confluente la mieux caractérisée, plusieurs jeunes gens de quatorze à dix-huit ans, espoir de leurs familles; ils avaient opiniâtrement refusé de se faire vacciner. Leur maladie fut d'autant plus violente qu'ils reclamèrent tardivement les secours de l'art et qu'ils furent très-indociles. Cependant, le nombre des personnes atteintes, la gravité de la maladie et la multiplicité des décès, jetèrent l'effroi dans la population, à tel point, que l'on venait de toutes parts réclamer les bienfaits du préservatif. Jamais les vaccinateurs ne furent plus occupés. Pour mon propre compte je vaccinai, en peu de temps, plus de *deux cents personnes* au nombre desquelles des individus de certain âge, des deux sexes. Je vaccinai entre autres une femme de *cinquante-quatre ans*. Le vaccin se développa très-bien chez elle, seulement la réaction fut forte, toutefois sans autre accident qu'un mouvement fébrile plus prononcé que chez les jeunes sujets. Deux jeunes filles de la campagne, jusqu'alors récalcitrantes, ayant vu périr deux de leurs camarades, auxquelles elles avaient elles-mêmes donné des soins, vinrent me prier de les vacciner. Je leur représentai qu'il était possible et même probable que déjà atteintes par la contagion, elles venaient trop tard réclamer le précieux préservatif. Je déférai néanmoins à leur désir. Ce que j'avais prévu arriva. Le vaccin et la variole se développèrent et marchèrent *simultanément* et *sans entraves*, comme si chacune de ces éruptions eût été distincte et isolée. Je n'eus à combattre d'autre accident qu'une assez forte céphalalgie qui, me faisant craindre une encéphalite, fut attaquée avec succès par une bonne saignée; ce moyen, toujours utile en pareil cas, ne doit point être négligé. Je n'ai eu qu'à m'applaudir d'y avoir eu recours dans le début de la variole, et ça été constamment avec succès chez les sujets *jeunes*, *vigoureux*, *sanguins; mais alors comme toujours, il faut agir avec prudence*. Autant *une* ou *deux saignées* faites à propos, produisent de bons effets dans le début des maladies éruptives et particulièrement dans celle qui nous occupe, autant elles seraient pernicieuses si on y recourait intempestivement, et surtout si on les employait *avec une téméraire et coupable profusion!..* Et c'est bien ici le cas de dire que *le médecin, ministre et interprète de la nature, n'en doit pas être le bourreau!...*

Depuis 1822 jusqu'à ce jour, la variole ne s'est pas reproduite ici d'une manière générale. Dans le petit nombre de cas que j'ai observés dans ce long intervalle, elle s'est en général fait remarquer par sa bénignité.

Le passage suivant que j'ai trouvé dans les papiers de M. Azire, qui a exercé autrefois la médecine en cette ville, avec beaucoup de distinction, prouve à la fois l'aptitude des habitans à être affectés de cette dangereuse maladie, les préjugés auxquels ils sont enclins, et l'habileté du médecin dont voici textuellement le langage à ce sujet :

« En l'année 1779, la petite-vérole a eu lieu » pendant les quatre saisons; elle a été assez » généralement bénigne. Sur la fin de l'été elle » parut d'un plus mauvais caractère chez quel- » ques-uns. Une petite fille de sept ans, *à qui on* » *avait fait boire des échauffans*, lui firent sortir » des boutons violets par toute l'habitude du corps. » Son sang était tellement *dissous* qu'elle eut, » avant sa mort, une *hémorragie presque universelle.* » Un jeune homme de vingt ans périt à peu près » de même. Il avait eu le malheur d'avoir eu un » effort à la suite duquel il survint une héma-

» rie (pissement de sang); cet accident continua
» jusqu'au quatrième jour de la petite-vérole, qu'il
» périt couvert d'une éruption érysipélateuse et noire.
» Une petite fille de quatre ans qui me fut confiée
» eut une fièvre violente. Je voulus la faire saigner,
» le chirurgien ne voulut ou ne put pas; il parut
» le deuxième jour des plaques rouges au visage,
» aux cuisses et au tronc; je la fis mettre *dans les*
» *bains* en lui donnant alternativement de la limo-
» nade et une infusion du sureau; l'éruption com-
» mença au quatrième jour à devenir discrète et
» le septième elle l'était parfaitement. »

§. II.

DE LA SCARLATINE.

Ainsi que je l'ai dit plus haut, la scarlatine étant, parmi les épidémies que j'ai observées, une de celles qui ont régné le plus souvent dans ce climat, je me propose d'entrer, à son sujet, dans des détails plus circonstanciés que je ne l'ai fait à l'égard des autres affections dont je me suis précédemment occupé.

Trois épidémies de scarlatine ont régné successivement en ce pays depuis l'année 1826. Elles ont présenté des différences tranchées que je vais m'efforcer de faire ressortir.

Première épidémie.

Elle se manifesta dès le commencement du mois de mars 1826. Un petit nombre de cas s'offrit, à cette époque, dans la pratique. L'été en vit paraître aussi; mais d'une manière isolée. La maladie ne présenta rien de bien remarquable pendant ces deux saisons. Ce ne fut que vers la fin du mois de septembre que cet exanthême commença à se répandre d'une manière notable et fixa l'attention des médecins. Il se développa progressivement et devint général en novembre et décembre. Alors peu d'enfans en furent exempts et un grand nombre d'adultes de l'un et de l'autre sexe furent atteints, sinon de la phlegmasie cutanée, du moins d'angines plus ou moins graves, qui présentèrent tous les caractères de celles qui accompagnent ordinairement cette éruption, et qui s'y joignit presque constamment dans l'épidémie dont il s'agit. En sorte que le médecin consulté pour un mal de gorge, pouvait presque toujours annoncer, sans crainte de se tromper, que bientôt on verrait paraître l'éruption qui en était la suite presque inévitable; surtout chez les enfans, car, comme je viens de le dire, elles manquait assez fréquemment chez les adultes.

Bien qu'elle apparût parfois soudainement, cette phlegmasie s'annonçait, le plus communément, par quelques signes précurseurs tels qu'un malaise général, de l'inappétence, une céphalalgiè plus ou moins intense, etc..

L'invasion fut souvent caractérisée par des frissons bientôt suivis de chaleur, des nausées, des vomiturions ou des vomissemens abondans, bilieux, jaunes ou porracés.

Tantôt la maladie débutait brusquement par une fièvre ardente, accompagnée d'un mal de gorge plus ou moins intense. Tantôt la scène commençait par cette dernière affection qui se révélait seulement par de l'embarras dans la déglutition et la parole, sans fièvre et sans douleur notable. Si, alors, on examinait l'arrière-bouche on apercevait sur l'une des amygdales, quelquefois sur les deux en même temps, *une tache blanche ou grisâtre*, sans rougeur bien manifeste; rarement, même dans ce cas, remarquait-on à l'entour quelques vaisseaux sanguins plus injectés que dans l'état normal, quoique la tonsille fût déjà augmentée de volume.

Mais, le plus ordinairement, ces glandes, le voile du palais et ses piliers, ainsi que les parties voisines, étaient d'un rouge vif qui dénotait un état inflammatoire bien prononcé, sur l'existence duquel, d'ailleurs, une fièvre concomitente plus ou moins forte ne laissait aucun doute.

La tache ou *pellicule* dont j'ai ci-dessus parlé. n'était autre chose que le produit altéré de la secrétion des cryptes ou follicules muqueux. Cette production morbide, plutôt *pulpeuse* que *membraneuse*, n'existait pas constamment; mais alors elle était remplacée par des *mucosités visqueuses*, *filantes*, dont l'expuition difficile donnait lieu, chez quelques sujets, à des nausées fatiguantes.

Tels étaient, à peu d'exceptions près, les prodromes de la maladie; leur durée ne dépassait guère trois à quatre jours; alors apparaissait l'éruption : elle se développait d'abord sur le visage, puis au cou, sur les bras, et le reste du corps était successivement envahi. D'autres fois, les poignets et les avant-bras étaient primitivement affectés. Les mains et les pieds étaient assez ordinairement le siége d'une tuméfaction plus ou moins prononcée, avec douleur et raideur remarquables.

A ce moment, l'éruption était générale : toute la surface cutanée, d'un rouge vif écarlate, ressemblait d'autant mieux *aux écrévisses cuites*, qu'en y passant les doigts, on éprouvait la sensation qu'offrent au toucher les aspérités du test de ces crustacés. Toutefois, je dois dire, pour être exact, que rarement la rougeur de la peau présentait une teinte uniforme, égale dans tous ses points; car, le plus ordinairement, des intervalles marqués existaient entre les plaques, plus ou moins larges, qu'offre généralement la scarlatine, ce que j'ai constaté maintes fois pendant le cours de l'épidémie dont je parle, mais avec des variétés et des particularités qu'il me reste à signaler.

Et d'abord, la variété bien tranchée que j'ai observée consistait dans la forme particulière de l'éruption : au lieu de ces grandes plaques rouges, presque confluentes, offrant seulement de la rudesse au toucher, que j'ai déjà décrites, on voyait *des boutons réunis en groupes plus ou moins nombreux, saillans, et gros comme des têtes d'épingle;* les poignets et la partie inférieure du cou étaient le siége principal de cette variété, assez commune pour qu'il soit permis de lui donner le nom de *scarlatine boutonnée*. D'ailleurs, cette particularité n'influait en rien sur la marche générale de cette affection. L'inflammation de la gorge méritait seule de fixer l'attention du médecin, et lui servait effectivement de boussole, soit pour le traitement, soit pour le pronostic.

L'éruption une fois bien développée, la maladie progressait régulièrement, pour l'ordinaire, jusqu'au *cinquième* ou *sixième jour;* elle était alors parvenue à son *maximum* d'intensité. Puis elle décroissait, et elle était jugée *le septième* ou *le huitième jour*, à moins qu'il ne survînt quelque complication, ce qui était fort rare. Car, je me hâte de le dire, cette première épidémie a surtout été remarquable par sa marche naturelle, régulière, et par le caractère *de bénignité* qu'elle a constamment revêtu. Aussi, les indications furent-elles faciles à saisir et à remplir. Voici la méthode qui m'a constamment réussi :

Traitement.

1° Dans les cas ordinaires et les plus nombreux, lorsque l'angine était légère, la fièvre modérée, je prescrivais *des boissons délayantes, acidulées, des gargarismes adoucissans, des lavemens émolliens, et des pédiluves salés*. Ces simples moyens, secondés par le régime, suffisaient pour amener une heureuse et prompte solution.

2° L'inflammation de la gorge était-elle plus prononcée, le gonflement des amygdales assez considérable pour gêner notablement la déglutition et la respiration? *Une ou deux applications de sangsues* au cou, proportionnées à l'âge, à la force du sujet et à l'intensité des accidens, produisaient un dégorgement salutaire. Dès lors la maladie marchait sans entraves, et se terminait heureusement du *sixième* au *huitième jour*.

Aussi, sur *cinquante-quatre malades* que je soignai, *un seul* fut victime; encore sa mort fut-elle le résultat d'une imprudence. C'était une jeune fille de douze ans, habitant la commune de Capelle. Je ne la vis que *le quatrième jour*. L'angine était violente; je la combattis, avec succès, par une forte saignée locale. Cette jeune fille était si bien le lendemain (cinquième jour), que sa mère, malgré ma défense expresse, lui administra *une copieuse soupe* qui donna lieu à *une indigestion mortelle*.

Chez un jeune garçon boucher, le sieur Ch....., affecté dans le même temps, la maladie, bien que plus grave, du moins en apparence, fut suivie d'une heureuse issue (elle avait été traitée de la même manière, *par les sangsues*); mais aussi, je dois dire que je fus puissamment secondé par les personnes intelligentes qui lui donnèrent des soins.

Exemples de contagion.

Les auteurs sont généralement d'accord sur la transmission contagieuse de la scarlatine, qui a cela de commun avec la plupart des autres exanthêmes.

S'il restait, dans l'esprit de quelques personnes, des doutes à cet égard, les faits suivans seraient bien de nature à les dissiper.

1° Une jeune dame de cette ville fut atteinte de l'épidémie régnante à la fin de mars 1827. La maladie parcourut ses périodes sans offrir rien de remarquable qu'une angine un peu forte, dont la terminaison, néanmoins, fut heureuse. Pendant neuf jours qu'elle garda le lit, elle ne changea pas de linge, pour se conformer *au préjugé populaire.* S'étant levée le dernier jour, pour la première fois, les deux servantes qui lui donnaient des soins pendant sa maladie furent frappées, en faisant le lit, de l'odeur nauséabonde, fétide qui s'en exhala. *La transpiration* et la *desquammation de la peau* avaient été *abondantes.*

2° Le soir même, ces deux jeunes filles furent prises, en même temps, d'une angine qui fut assez intense pour nécessiter une ou deux saignées brachiales. Cependant la maladie se termina heureusement, *sans éruption,* le sixième jour.

3° Une sœur de l'une de ces filles, plus jeune qu'elles, vint de La Halleboudière, à deux lieues de là, où n'existait pas l'épidémie, soigner les deux malades. Elle contracta, trois jours après, la scarlatine, qui suivit, sans accidens, sa marche naturelle.

4° La sœur aînée de ces deux filles, habitant la commune de Saint-Germain-la-Campagne, où ne régnait pas non plus la scarlatine, fut prise aussi, chez elle, le lendemain de la première visite qu'elle avait faite à ses sœurs; mais, chose étrange et bizarre!

la maladie toute bénigne que ses sœurs avaient contractée, et qu'elles lui transmirent, fut chez celle-ci (nouvelle preuve de la différence des constitutions et de l'idiosyncrasie) extrêmement grave : en effet, cette fille, âgée de quarante-huit ans, éprouva tous les symptômes d'une scarlatine angineuse très-prononcée, compliquée d'une *gastro-céphalite* intense, avec *délire, fulignosité*, qui se termina par un énorme dépôt sous-maxillaire que je fus obligé d'ouvrir deux fois, pour donner issue à une matière abondante et fétide. Cette grave affection se termina heureusement, après trente-quatre jours de durée (1).

Le cas suivant, second exemple de la gravité des accidens qui peuvent surgir à la suite de la scarlatine angineuse la plus bénigne en apparence, m'a paru, par ce motif et à cause de la nature extraordinaire des phénomènes, digne d'être ici consigné.

Observation 3e.

La servante de M. D....., cultivateur à Cerqueux, âgée de vingt-six à vingt-huit ans, *fortement constituée, pléthorique*, avait éprouvé, du 10 au 16 mai 1837, tous les symptômes de la scarlatine angineuse régnante, la plus bénigne possible. Pendant sa convalescence, cette fille fit abondamment usage de *très-fort bouillon de bœuf*, espérant se donner des forces et se rétablir plus promptement.

(1) Pinel, dans sa *Nosographie philosophique*, t. II, p. 74, rapporte aussi un exemple frappant de la manière dont se transmet souvent cette maladie.

Le 17 mai, malaise, fièvre, délire tranquille.

Le lendemain 18, mieux-être, apyrexie, intégrité des facultés intellectuelles; cependant légère injection des conjonctives et coloration du visage. (*Délayans, diète, pédiluve salé.*)

20. La dernière nuit avait été orageuse, avec fièvre intense, agitation et délire. Cet état persistait. Pouls plein, dur; yeux animés; une sueur chaude, abondante inondait le visage. (*Saignée de vingt onces, boissons tempérantes, lavemens émolliens.*) Caillot très-dense, avec *couenne épaisse, consistante, abords relevés, recroquevillés comme une coquille.* — La saignée fut répétée le soir, vu la persistance des accidens.

21. Moins d'agitation, mais *trismus bien caractérisé*, *soubresauts des tendons*, mouvement continuel des extrémités inférieures. (*Nouvelle saignée de douze onces.*) Restant du jour assez calme. Le soir, *crise très-forte*, de courte durée; peu de fièvre. — *Nouvelle crise* à quatre heures du matin : constipation, organes digestifs dans l'état normal. (*Boisson laxative et lavement purgatif, à titre de dérivatifs.*) Selle abondante, suivie de soulagement.

22. Persistance de tous les symptômes décrits, mais à un moindre degré : ainsi, fièvre légère, soubresauts à peine sensibles, retour périodique des accès. (*Nouveau lavement purgatif; un vésicatoire à chaque mollet; bouillon de veau.*)

Du 23 au 26. Mieux successif; abondante suppuration des excrétoires; apyrexie presque absolue; feux au visage de temps en temps. Il y avait néanmoins, chaque jour, *deux petits accès, et un troisième la nuit.*

Rappelé seulement le 27, je combattis, avec un entier succès, le retour périodique des accès, *avec le sulfate de quinine.* Un régime convenable seconda le fébrifuge : la convalescence s'établit promptement. On supprima graduellement les vésicatoires ; la guérison fut bientôt parfaite.

RÉFLEXIONS.

Qu'une inflammation cérébrale vienne compliquer une scarlatine, chez un sujet jeune, sanguin, vigoureux, comme était cette jeune fille, rien d'étonnant, rien de nouveau, sans doute ; mais que cette affection se déclare lorsque la première, après avoir parcouru ses périodes sans accidens, est entièrement jugée, cela est plus rare et plus digne de remarque. Ici, l'influence du régime est manifeste, et prouve combien il importe d'y insister dans les maladies aiguës les plus simples, et même pendant la convalescence. Or, on ne peut méconnaître que l'abus que fit cette personne d'une alimentation trop substantielle, n'ait été la cause des graves accidens consécutifs qu'elle éprouva, et qui eussent probablement été évités par une conduite opposée.

Le traitement énergique, employé avec un prompt et entier succès, mérite bien aussi quelque attention. En effet, *trois à quatre livres de sang furent extraites en moins de vingt-quatre heures.* Aussi, vit-on des symptômes formidables, le *délire*, le *trismus*, les *soubresauts*, sinon cesser incontinent après ces abondantes évacuations sanguines, du moins s'affaiblir considérablement, et permettre d'employer utilement *les dérivatifs, tant internes qu'externes.* C'est dans de tels cas et chez de tels sujets qu'il ne faut pas craindre de faire couler *le sang à flots.* Cet exemple et tant d'autres confirment les bons préceptes des grands maîtres, et doivent enhardir les praticiens.

Une dernière remarque me reste à faire : elle est relative aux phénomènes assez singuliers qui ont accompagné et caractérisé la dernière période de cette dangereuse affection. Je veux parler de ce délire intermittent, presque apyrétique, ayant une marche tout-à-fait insolite, du moins sans exemple pour moi jusqu'alors ; à savoir : *trois accès périodiques bien tranchés dans les vingt-quatre heures*, dont *deux dans la journée* et *un seul dans la nuit.* Certes, j'aurais refusé d'y croire, si je n'eusse constaté le fait moi-même, en restant assez long-temps auprès de la malade pour me convaincre de la réalité. Tant sont variables et sujettes aux anomalies les plus singulières les affections morbides de l'espèce humaine !

Telle fut cette première épidémie pendant l'année 1826. Très répandue, comme il a été dit, en décembre, elle diminua sensiblement en janvier et février 1827 pour reprendre, les trois mois suivans, jusqu'à la fin de juin qu'elle disparut presque complètement. C'est à peine si on observa quelques cas isolés de scarlatine en 1828. Je rencontrai seulement, cette année, un petit nombre d'angines légères sans éruption.

Deuxième épidémie.

Comme les années 1826 et 1827, l'année 1829 fut féconde en scarlatines. Ainsi que la précédente, cette épidémie se montra dès les premiers jours de mars, avec cette différence qu'elle fut plus générale dès le début. Ce fut en effet dans les trois premiers mois de l'année que j'observai le plus grand nombre de cas; ils diminuèrent progressivement jusques et y compris le mois de décembre. Depuis cette époque, jusqu'en avril 1830, je n'eus à soigner que *cinq personnes* de cette maladie et en tout *quarante et une* pendant les *quatorze mois* que régna cette affection; mais si celle-ci n'offrit pas de différence notable avec la première, sous le rapport du nombre et de la durée, il n'en fut pas de même sous celui de l'intensité des symptômes et de la violence avec laquelle la maladie sévit, surtout dans les premiers momens de son apparition : en effet, chez la première malade que je soignai, c'était une jeune femme d'une vingtaine d'années, demeurant à Saint-Germain-la-Campagne, à une demi-lieue de la ville; les accidens furent tels que, malgré la promptitude et l'énergie des secours, cette malade succomba le cinquième jour à une double et violente inflammation de la gorge et du cerveau. Je fus plus heureux chez les *quarante autres* qui tous guérirent bien, quoique plusieurs d'entre eux aient été très-gravement affectés. Pour en donner une idée, je vais tracer rapidement le tableau de la maladie régnante :

SYMPTÔMES.

Dès le début : horripilations, anxiété, vomissemens abondans, chaleur mordicante, fièvre ardente, puis *inflammation gutturale des plus violentes avec gonflement considérable d'une amygdale, et plus souvent des deux à la fois*; dans ce dernier cas la déglutition devenait très-difficile, à tel point quelquefois, que les liquides ne pouvant passer dans l'œsophage, refluaient dans les fosses nasales et sortaient par les narines d'où s'écoulait souvent, en même temps, un liquide séro-purulent qui dénotait la participation de la membrane pituitaire à l'inflammation *suî generis* de la muqueuse-bucco-gutturale; cette dernière, en effet, paraissait être spécialement affectée; en l'examinant voici ce qu'on remarquait : *une rougeur vive très-prononcée*, tantôt *une couleur violacée* de la muqueuse de l'arrière-bouche, mais particulièrement des amygdales et de leur voisinage, et toujours *un gonflement considérable des tonsilles*. Cependant le plus ordinairement, ces glandes paraissent, au premier abord, comme *ulcérées* à leur centre avec un fond d'un *gris sombre;* mais en scrutant plus attentivement, il était facile de se convaincre que les ulcérations apparentes n'étaient, en réalité, *que de fausses membranes* qui recouvraient les amygdales et tapissaient, en quelque sorte, toute l'arrière-bouche en se propageant parfois, en arrière, jusqu'au pharynx et au-delà, et en avant, dans les fosses nasales, sur le palais et sur les régions postérieures et latérales des joues. Le fait suivant, qui peut être considéré comme un type de la maladie que j'esquisse, en donnera une idée plus exacte que la description la plus minutieusement élaborée.

Observation 4e.

Le neveu de M. R....., cultivateur à Saint-Maur, près de Bienfaite, âgé de vingt-trois ans, d'une constitution nervoso-sanguine, petit, mince, vif, était venu passer quelques jours chez son oncle, dont *les deux enfans avaient eu récemment la scarlatine*, lorsque, dans la matinée du 20 novembre 1829, il fut pris, au milieu de la campagne où il gardait les moutons, d'une douleur à la gorge. Le lendemain, il avait une angine légère.

Le troisième jour, accroissement des symptômes : fièvre vive, *déglutition très-difficile*, redoublement de fièvre la nuit.

Le 23 au matin, parole et déglutition presque impossibles, *vingt selles diarrhéïques en vingt-quatre heures*.

Appelé en ce moment, je trouvai le malade *sans voix*, ne s'exprimant plus que *par signes;* la déglutition, extrêmement pénible, permettait à peine à quelques liquides de passer. Respiration embarrassée, anxiété, fréquence extrême du pouls, visage coloré. Malgré le serrement des mâchoires, je pus, à l'aide d'une lumière, apercevoir les amygdales : elles étaient très-tuméfiées, et recouvertes, ainsi que le voile du palais, *d'une fausse membrane d'un gris brunâtre;* des mucosités visqueuses abondantes inondaient l'arrière-bouche, et contribuaient singulièrement au rétrécissement de l'isthme du gosier. La luette, les piliers antérieurs du voile du palais, et le tiers postérieur de la membrane palatine, étaient d'un rouge foncé. *L'haleine* était tellement *fétide*, que les assistans avaient été obligés d'imprégner leurs mouchoirs *d'eau-de-vie camphrée*, pour pouvoir soigner le malade.

Quoi qu'il en fût, considérant *l'âge*, *l'état général des forces du sujet*, l'ensemble des accidens, la nature de l'épidémie, et d'ailleurs *l'imminence de la suffocation*, je me déterminai à faire *une saignée de quatorze à quinze onces*. Soulagement sensible. (*Tisane adoucissante*, *gargarisme acidulé; cataplasmes très-chauds aux extrémités inférieures.*)

24. Continuation du mieux. Cependant persistance de la fièvre; déglutition difficile; tuméfaction plus prononcée de l'amygdale droite; deux selles liquides dans la nuit.

25. Dès la fin du jour précédent, les symptômes furent croissans; ils augmentèrent tellement dans la nuit, qu'on vint me chercher à cinq heures du matin, parce que le malade *était en délire et voulait s'échapper de son lit*. Je m'empressai, malgré la rigueur du temps (il tombait de la neige en quantité, et le froid était excessif), de me rendre auprès de mon malade, que je trouvai dans l'état suivant : Déglutition presque impossible; pouls petit, serré; propos incohérens; langue rouge et sèche, gencives de même;

la gorge, tapissée de mucosités épaisses, se trouvait rétrécie par les fausses membranes d'un gris sombre, qui avaient beaucoup augmenté depuis la veille; abdomen tendu, mais indolent ; respiration très-gênée; anxiété remarquable. Il n'y avait plus de dévoiement. (Presc. : *Sinapismes aux mollets; une heure après, trois grains d'émétique dans trois cuillerées d'eau, à donner de quart en quart d'heure, jusqu'à effet. vomitif : la difficulté de la déglutition commandait cette mesure.* Plus: *gargarisme aiguisé avec l'acide sulfurique.*)

Cette active médication produisit un merveilleux effet. Trois à quatre vomissemens ayant suivi la dernière dose d'émétique, des matières pultacées, membraniformes, muqueuses et sanguinolentes, avaient été expulsées en abondance. Dès lors, la scène avait changé : la déglutition et la respiration étaient devenues faciles, et les autres accidens n'avaient pas tardé à se dissiper. A partir de ce moment, le danger avait cessé; la convalescence commença, fut rapide, et la guérison complète.

TRAITEMENT DE LA DEUXIÈME ÉPIDÉMIE.

A quelques exceptions près, cette épidémie, ainsi que je l'ai déjà fait observer, a été remarquable par l'intensité de la phlegmasie gutturale concomitante. Cette dernière affection donc constituait tout le danger : c'était à la combattre efficacement que le médecin devait s'attacher. Or, si des secours prompts, énergiques n'étaient administrés, la maladie, dont la marche était rapide, progressivement intense et souvent violente, ne tardait pas à être suivie d'une issue funeste. Aussi, a-t-on eu à déplorer dans ce temps, tant à la ville qu'à la campagne, la perte d'un certain nombre de personnes.

1° Le meilleur moyen, le seul efficace, et que j'ai constamment employé avec succès, soit comme préservatif, soit comme abortif de l'inflammation de la gorge, pendant la durée de cette dangereuse épidémie, a été *la saignée du bras*, copieuse et répétée suivant l'indication, mais toujours largement *dans les cas urgens*, et de manière à *juguler la maladie*. Or, j'y suis toujours parvenu, bien que souvent j'aie été appelé tard, c'est-à-dire *le quatrième jour*, alors que le mal était arrivé à son *maximum* d'intensité, avec imminence de suffocation, et malgré que le pouls, loin de présenter cette plénitude, ce développement qui commandent toujours la phlébotomie, fût quelquefois faible et déprimé, ce qui ne doit pas en imposer et faire renoncer à l'emploi de ce puissant moyen. Je l'ai toujours trouvé si efficace, que je le regarde, en ce cas, comme un spécifique infaillible. Toutefois, je m'empresse de le dire, il ne faudrait pas en abuser, car ici, comme en toutes circonstances, il est un juste milieu dont le médecin circonspect ne s'écartera jamais : *Est modus in rebus!*.....

2° Les autres moyens consistaient en des gargarismes acidulés, détersifs, quelquefois aiguisés avec les acides sulfuriques ou hydro-chloriques ; ces derniers étaient employés seulement après les évacuations sanguines. Il en était de même des révulsifs internes et externes, ainsi que de tous les moyens perturbateurs auxquels, je n'ai eu recours que dans quelques cas particuliers, urgens, et dans des circonstances toutes spéciales, ainsi que l'on a vu dans l'*Observation* IVe.

3° Dans les abcès secondaires des amygdales, les vomitifs m'ont aussi rendu de grands services, en déterminant, par les secousses efficaces, salutaires qu'ils impriment au gosier, la rupture de l'abcès et l'expulsion de la matière purulente à laquelle, sans ce précieux remède, il faudrait donner issue à l'aide d'une opération chirurgicale qui, toute simple qu'elle est, ne doit jamais être employée qu'à la dernière contrainte.

Ajouter à ce qui précède que l'éruption suivait ici la marche ordinaire, ne serait-il pas superflu, puisque, ainsi que je l'ai déjà fait remarquer, l'exanthême, loin de constituer la maladie, n'en est, en quelque sorte, qu'un effet accidentel, variable, et nullement essentiel? Effectivement, qu'elle soit ou non accompagnée de ce signe extérieur, cette affection n'accomplit pas moins sa révolution accoutumée, semblable à certains astres dont le cours n'est ni moins régulier, ni moins constant, bien qu'ils échappent parfois à la faiblesse de nos sens!.....

La scarlatine angineuse n'est pas nouvelle en ce pays. La note suivante, littéralement extraite du journal de M. Azire, déjà cité, en est la preuve convaincante :

« Dès mon arrivée en cette ville (Orbec), au mois

» de novembre 1775, il parut une fièvre maligne
» qui s'annonçait par *un violent mal de gorge, ayant*
» *une disposition gangreneuse, et suivie d'une éruption*
» *milliaire.* Il n'y eut qu'un petit nombre qui éprouva
» tous ces accidens; *cependant tout le monde eut plus*
» *ou moins mal à la gorge.* Les boissons et les garga-
» rismes antiseptiques le firent dissiper presque aus-
» sitôt. Il n'y en eut pas vingt qui essuyèrent com-
» plètement la maladie. Deux filles seulement en
» périrent; elles étaient toutes deux *cacochymes;*
» contre leur ordinaire, elles eurent leurs règles
» lorsque l'éruption milliaire voulut se faire; mais la
» gorge de *l'une se gangrena.* Toutes deux périrent *le*
» *cinquième jour* de leur maladie. Les autres malades
» se guérirent par *les saignées, les vomitifs fréquem-*
» *ment répétés,* suivant le besoin, les gargarismes,
» les bains, les vésicatoires, etc. Cette épidémie ne
» dura pas plus d'un mois. »

Quelque incomplète que soit cette description, et bien que vaguement désignée sous le nom de *fièvre maligne,* la co-existence d'un *violent mal de gorge avec disposition gangreneuse et éruption milliaire* suffit bien, ce me semble, pour spécifier cette affection à laquelle il ne manque que son véritable nom pour la reconnaître, et pour ne laisser aucun doute sur sa nature et son vrai caractère. Cependant j'ai une observation à faire à ce sujet. La *disposition gangreneuse* signalée était-elle bien réelle? Je ne le crois pas. Je pense, au contraire, d'après les faits qui me sont personnels, que le médecin a été trompé par les apparences, et que ce qu'il a pris pour *une gangrène ou disposition à cet état* doit être attribué à la présence *d'une fausse membrane de couleur foncée*, sombre, semblable à celle de l'*Observation* IVe.

J'en dirai autant de l'observation de Fothergill, rapportée par Pinel, dans sa *Nosographie philosophique* (tom. II, p. 260), qui n'est nullement concluante. Loin de là, l'autopsie prouve, en effet, que ce n'était *qu'une angine membraneuse fortement inflammatoire*. Mais faut-il s'étonner de ces méprises, faciles à une époque où ces maladies, moins bien étudiées, moins connues que de nos jours, pouvaient aisément en imposer aux esprits les plus clairvoyans!.....

Lepecq de la Cloture, dans sa *Collection d'Observations sur les Maladies et Constitutions épidémiques*, signale plusieurs épidémies d'angine *avec* ou *sans éruption scarlatineuse*, qui ont régné en ce pays, notamment à *Lisieux*, depuis 1774 jusqu'en 1777; à *Livarot*, en 1775; à *Caen*, en 1776. Ces affections, qu'il appelle *angines inflammatoires et gangreneuses*, étaient bien évidemment, pour moi, de même nature que celles que j'ai observées. Aussi, *le traitement antiphlogistique* réussissait-il quand il était employé convenablement *et dès le début*, et *la gangrène* dont il est question n'avait lieu que *par excès d'inflammation*.

Troisième Epidémie.

La troisième épidémie de scarlatine que j'ai observée commença au mois de mai 1831. Le premier et le seul cas grave eut lieu chez un enfant de cinq ans. Pendant douze jours, ce petit malade fut dans le plus grand danger. *L'angine couenneuse* dont il était atteint se présenta sous le plus mauvais aspect. Les amygdales, modérément gonflées, étaient recouvertes *de fausses membranes de couleur brunâtre, livide, exhalant une odeur fétide;* l'arrière-bouche, le voile du palais et les fosses nasales participaient à cet état; il sortait par les narines une humeur séro-muqueuse abondante.

Les gargarismes aiguisés avec l'acide hydrochlorique dont j'usai d'abord, ayant été insuffisants, j'eus recours *au nitrate d'argent* (la pierre infernale) avec lequel *je cautérisai toute l'arrière-bouche* avec un plein succès.

Le petit nombre de cas qui se présenta dans ma pratique, le reste de cette année, n'offrit rien de remarquable. Il en fut à peu près de même l'année suivante (1832) pendant le cours de laquelle, à l'exception d'un seul cas où l'angine gutturale assez vive, se termina néanmoins spontanément, sans autres moyens médicamenteux que *des gargarismes adoucissans, des boissons délayantes, des cataplasmes émolliens et des pédiluves chauds.*

J'employai, pour la première fois, cette année, *le sulfate d'alumine* en gargarisme, chez une petite fille de six ans atteinte d'une angine *pulpeuse* passablement aigüe; j'eus à me louer de ce nouveau remède qui fit promptement avorter l'inflammation. Cette enfant ayant éprouvé la même affection deux autres fois, à peu d'années de distance, le même moyen fut administré avec un égal succès. J'ai obtenu depuis le même avantage chez plusieurs sujets.

Sauf ces quelques cas, je n'ai rien remarqué, je le répète, pendant le cours de cette épidémie, qui mérite une mention spéciale; c'est pourquoi je m'abstiens d'entrer dans d'autres détails.

RÉSUMÉ.

1° La première épidémie de scarlatine a été remarquable par sa bénignïté; sa marche fut franche, régulière, sans complications; aussi le traitement parfaitement en rapport avec les symptômes fut-il très-simple. Les moyens actifs consistèrent seulement en *quelques saignées locales*.

2° La gravité, la violence de la deuxième épidémie ne peuvent être révoquées en doute. L'intensité de l'inflammation de la gorge en constitua tout le danger. *Les saignées générales répétées* d'abord; les *révulsifs internes et externes*, *lès gargarismes excitans*, *antiseptiques* ensuite, enfin *la méthode perturbatrice* quelquefois, furent mis en usage avec succès.

3° La troisième épidémie, sauf un seul cas, a été généralement assez légère pour abandonner, en quelque sorte, la nature à elle-même. La maladie se termina spontanément, *sans le secours des émissions sanguines*, et à l'aide des plus simples moyens.

Je n'ai pas eu la prétention de décrire, d'une manière complète, les trois épidémies de scarlatine dont je viens de présenter le tableau. Je me suis attaché seulement, à indiquer les phénomènes les plus tranchés, à faire ressortir les traits les plus saillants de cette affection. Cependant ce que j'en ai dit en donnera, je pense, une idée suffisante pour mettre ceux qui n'auraient pas encore eu occasion d'observer convenablement cette maladie, à portée d'en saisir plus facilement les phases et d'en diriger le traitement avec quelqu'avantage pour les habitans du pays. C'est mon seul but. Je serai heureux de l'avoir atteint !...

Je ne terminerai pas cet article sans dire quelques mots touchant deux moyens vantés, l'un comme *curatif* et l'autre comme *préservatif* de la scarlatine : le premier qui consiste dans l'emploi du *carbonate d'ammoniaque* proposé par le docteur Strahl, médecin allemand, loin de réussir, n'a produit que de fâcheux effets entre les mains des médecins de l'hôpital des enfans malades à Paris. Les essais qui ont été faits pour constater l'efficacité préservatrice attribuée à la *Belladone*, par le docteur Dusterberg de Werbury, contre cette affection, n'ont pas été plus heureux.

§ IIIe.

DE LA ROUGEOLE.

La rougeole est aussi une maladie éruptive que j'ai observée dans cette contrée où elle a régné, plusieurs fois épidémiquement, et surtout pendant les années 1835 et 1836. Moins fréquente et moins grave que la scarlatine elle n'a pas autant fixé mon attention. Deux cas remarquables se sont offerts seulement à mon observation. Dans l'un il y avait véritable inflammation cérébrale. Les saignées générales et locales triomphèrent de cette complication. L'histoire de l'une de ces maladies m'ayant paru très-remarquable, je l'adressai à la société de médecine de Paris qui accueillit favorablement mon mémoire et le fit imprimer dans le recueil périodique de ses travaux année 1832 tome 80 page 297. Je transcris ci-après la deuxième observation attendu que sa gravité et ses suites extraordinaires lui donnent un intérêt réel.

Observation 5e.

La femme V... âgée de 46 ans, tempérament sanguin, éprouvait, depuis quelques mois des maux de tête, accompagnés de feux et de chaleurs au visage, qu'elle attribuait à la diminution des menstrues et à l'approche de son retour d'âge.

La rougeole régnait épidémiquement, depuis quelque temps, dans le village de Meulles sa résidence.

Dans les premiers jours de décembre, cette femme fut prise tout-à-coup de frissons, de toux, de malaise général et de fièvre. Persuadée qu'elle était atteinte de la maladie régnante, elle se mit au lit et au régime. Dès le lendemain tout son corps se couvrit *d'une éruption semblable à celle de ses voisins*, laquelle *disparut brusquement* le jour suivant sans qu'elle eût commis d'imprudence. Cependant *les règles parurent*, au *même instant*, et *coulèrent abondamment pendant trois jours*. Alors la fièvre cessa. La malade se crut guérie, se leva et se livra aux occupations du ménage.

Huit jours se passèrent dans un état de convalescence. Les gencives devinrent douloureuses, gonflées; il s'en écoula du sang en petite quantité d'abord, puis assez abondamment pour constituer *une véritable hémorragie* qui continua pendant une quinzaine, jour et nuit. Nonobstant cet accident, l'appétit se conserva et fut même très-développé, on le satisfit amplement; les forces se soutinrent très-bien les premiers jours, malgré la perte de sang toujours croissante. Ce liquide était toujours rendu par la même voie, c'est-à-dire par les gencives sur lesquelles on appercevait, ça et là et de temps à autre, tantôt *de petites tumeurs dures*, tantôt *des vésicules* ou *phlyctènes* qui s'ouvraient et donnaient issue à un sang rouge, vermeille. Cependant l'haleine était forte et la bouche mauvaise.

Ennuyée de cet état qui l'incommodait plutôt qu'il ne l'effrayait, la malade prit un matin, sans avis, *un bain de pieds dans lequel elle délaya parties égales de sel de cuisine, et de cendre*. Cessation de l'hémorrhagie des gencives, ce même jour, qui était le quinzième des accidents, comme je l'ai dit.

Depuis ce moment, malaise inexprimable pendant huit jours; fatigue dans tous les membres, surtout dans les inférieurs. Inappétence, faiblesse générale, évanouissements répétés, *taches brunes et noires plus ou moins nombreuses sur le tronc et les membres* (petechies, ecchymoses) Parmi ces dernières les plus considérables ont un pouce ou un pouce et demi de diamètre, elles sont en petit nombre. Mais *les petechies* qui ressemblent à autant de morsures de puces sont plus abondantes principalement à la partie inférieure des membres abdominaux. Dans l'intervalle de ces taches on appercevait des plaques d'un brun clair, ou jaunâtres qui ressemblaient assez aux traces que laissent après elles d'anciennes contusions.

J'ai vu et examiné ces diverses lésions que je viens de décrire. Ayant aussi porté mes regards du côté de la bouche et des gencives, je n'apperçus aucunes traces sensibles de la maladie dont ces parties avaient été le siège. Quant à ce qui précède ces derniers détails, je le tiens de la malade et de ses parens qui me l'ont raconté, car je n'ai été appelé auprès de cette femme que le 31 décembre, c'est-à-dire un mois environ aprés les premiers symptômes de cette singulière affection.

Ici commence une nouvelle série d'accidens qu'on ne peut toutefois séparer des premiers puisqu'ils en sont la suite, la continuation et l'effet immédiat.

Dans la matinée du 31 décembre, au malaise, à l'anxiété inexprimable que ressentait cette femme depuis plusieurs jours, se joignirent des symptômes plus sérieux et plus effrayans pour la malade et pour sa famille. Des efforts réitérés qu'elle fit, après des nausées pénibles, donnèrent lieu à un vomissement abondant de matières noires, fétides parmi lesquelles il fut facile de reconnaître la présence *de sang pur, noir et rouge,* plus ou moins dissous et mélangé avec les autres matières.

Cet évènement effraya tellement tout le monde, qu'on n'hésita plus à appeler un médecin. Je me rendis sur-le-champ auprès de la malade, dont la situation déplorable me sembla d'autant plus alarmante que les antécédens étaient graves et d'assez longue durée. Voici fidèlement l'état où je trouvai la femme V..... :

1° *Habitude extérieure.*

Pâleur extrême de visage, ou plutôt couleur feuille-morte; affaissement général; physionomie fatiguée; chaleur modérée de la peau; légère sécheresse de cette enveloppe, qui était décolorée comme celle de la face, à l'exception des parties où existaient les taches ci-dessus mentionnées, et sur lesquelles je ne reviendrai pas.

2° *Etat de la Circulation.*

Pouls faible, mou, petit, fréquent : en un mot, légèrement fébrile.

3° *Etat des Organes digestifs.*

Lèvres décolorées, sèches; langue aride, pâle à son centre, assez nette au milieu, couverte à sa base d'un enduit brunâtre, limbe et pointe de cet organe légèrement rosés ; soif peu prononcée, néanmoins *désir de boissons rafraîchissantes et froides.*

Nausées fréquentes, très fatiguantes; efforts continuels de vomissemens, qui amenaient les matières noires dont j'ai parlé plus haut. Sept à huit vomissemens de cette nature avaient eu lieu avant mon arrivée. On n'avait fait usage jusqu'alors que de bouillon gras, qui répugnait singulièrement à la malade.

L'épigastre était très-sensible à la pression ; le ventre n'était ni tendu, ni douloureux.

4° Sécrétions et excrétions.

Constipation; urines rendues comme en santé, et n'offrant rien de particulier.

A ces symptômes se joignaient une anxiété précordiale extrême, que renouvelaient sans cesse les nausées et les vomissemens; un sentiment de débilité et d'anéantissement général, des lipothymies continuelles tourmentaient la malade, mais surtout les assistans, dont la frayeur et la consternation étaient au comble. Quant au moral de la malade, il était assez satisfaisant : elle conservait, au milieu du danger qu'exagéraient encore inconsidérément, devant elle, ses parens éplorés; et, malgré l'appareil imposant de la cérémonie religieuse à laquelle on venait de procéder, une sérénité et une résignation admirables.

TRAITEMENT (1).

Après les faits semblables ou analogues que j'ai été à même d'observer, soit dans les hôpitaux, soit dans ma pratique, et dans lesquels l'usage des boissons

(1) *Voyez*, dans le *Bulletin général de Thérapeutique*, etc., tom. XIX, 10e année (1840), p. 165, des considérations intéressantes sur cette affection, qui a été traitée avec succès à l'Hôtel-Dieu (service de M. Récamier), par les seuls *acides végétaux!*..... Au reste, ce moyen n'est pas nouveau : en effet, il a été vanté par plusieurs anciens auteurs justement estimés. Ainsi, le célèbre Lind, dans son *Traité du Scorbut*, dit « qu'un » air pur et sec, avec l'usage des végétaux récens, suffit pour » guérir le scorbut accidentel. » Il recommande particulièrement « *les sucs d'orange et de limon*. » Il en est de même de Mead,

délayantes *acidulées* ont produit les meilleurs effets, j'ai dû recourir aux mêmes moyens dans cette circonstance. Conséquemment, *la malade fut mise au régime*. Cessation du bouillon. Prescription : *Limonade citrique à prendre par verrées froides, avec une potion acidulée avec les sirops de groseille, de vinaigre ou de berbéris; quelques lavemens émolliens d'abord, puis rendus laxatifs par l'addition d'une ou deux onces de pulpe de casse.*

Les 1er, 2, 3 et 4 janvier, les symptômes furent toujours en diminuant, sous l'influence de cette simple médication, légèrement modifiée et variée, pour ne pas ennuyer la malade; ainsi : *Eau de riz édulcorée avec le sirop de coing; suc d'oranges.* Dès le 11 janvier, mieux très-marqué. Cependant l'endolorissement de la région épigastrique, qui s'était manifesté dès le 31 décembre, persistait encore, mais à un moindre degré. Un emplâtre narcotique le diminua, sans le faire cesser complètement.

Je ne tardai pas à permettre d'abord du bouillon de veau, puis avec moitié bœuf, enfin de légères soupes, des fruits cuits et de l'eau rougie.

A la fin du mois, la convalescence était confirmée.

Russel et Murrey, qui en ont aussi fait usage avec succès. Je citerai encore de Haën (*Rat. méd.*, tom. IV), et Rouppe. Ce dernier reconnaît une telle vertu aux sucs des végétaux frais, notamment à ceux *d'orange et de citron*, qu'en parlant des scorbutiques, il n'hésite pas à dire : *Imò hoc unico auxilio admoto, plerumque et medico et medicamento carere possunt.* (*Tract. de Morb. nav.*, p. 182.)

La malade se levait de temps en temps, bien que très-faible encore. Elle reprit peu à peu des forces; le teint naturel revint de jour en jour : tout annonçait une guérison prochaine le 30 janvier, que je vis pour la dernière fois cette femme qui n'était pas reconnaissable. Quatre mois après, j'eus occasion de la revoir : sa santé était parfaite.

REMARQUES.

Cette maladie est un exemple de *scorbut aigu*. Car on ne peut disconvenir qu'elle a une analogie frappante avec ce type pathologique auquel elle doit être rattachée. L'aspect particulier sous lequel elle se présente lui a fait donner le nom de *maladie tachetée hémorragique* (*morbus maculosus hemorragicus*) par Werlhof et Wichmann, médecins allemands qui, les premiers, ont donné quelques notions sur cette maladie. (*Voyez* aussi Græf, *Dissertatio de Petechiis sine febre*, Gottingue; et Robert Willan, *Petechianosis*, etc.) Strack, Aiken, Duncan, Hufland et quelques autres auteurs, en ont aussi donné des observations.

La cause déterminante de la maladie, dans mon observation, paraît avoir été *le pédiluve salé* administré quelques jours après la disparition de l'éruption épidémique. Plusieurs faits de ce genre semblent justifier cette opinion. Peut-être l'exanthème dont fut atteinte préalablement ma malade contribua-t-il au développement de cette affection, dont il aurait été, dans ce cas, *la cause prédisposante*. Quoi qu'il en soit, on ne peut guère méconnaître l'analogie qui existe entre la maladie *tachetée hémorragique* et *certaines affections éruptives.*

§. IV.

DES FIÈVRES INTERMITTENTES.

Les fièvres intermittentes s'observent si fréquemment à Orbec et aux environs qu'on pourrait, à bon droit peut-être, les considérer comme y étant endémiques; cependant attendu que le plus ordinairement elles y existent épidémiquement, c'est le motif qui m'a déterminé à en dire deux mots ici.

Très-communes dans les années 1827, 1828 et 1829, elles ont été beaucoup moins fréquentes en 1830 et les années suivantes.

J'ai remarqué que de tous les habitans de la commune d'Orbec, ceux des villages *d'Orbiquet, de la Tréardière* et *de Launey* situés, les deux premiers, à un quart de lieue et le dernier à trois quarts de lieue de la ville, *sont les plus sujets aux fièvres d'accès printanières et automnales*. Si l'on en cherche la cause, je crois qu'on peut la trouver *dans le voisinage des eaux de la prairie;* bien qu'elles n'y soient pas stagnantes, *les irrigations habituelles et les brouillards* qui s'en élèvent assez constamment, entretiennent une humidité qui influe nécessairement sur la santé de ceux qui y sont le plus exposés. Quoi qu'il en soit, les affections dont il s'agit sont plus nombreuses, plus fréquentes et parfois plus opiniâtres là qu'ailleurs et toujours sujettes à récidive si l'on n'a le soin d'insister sur l'usage prolongé des fébrifuges.

Ordinairement bénignes et de courte durée, lorsque leur traitement est bien dirigé, les fièvres intermittentes qui règnent dans tout ce pays, prennent quelquefois un caractère de gravité digne de l'attention et de toute la sagacité des gens de l'art. Je veux parler *de la forme pernicieuse* que revêtent quelquefois ces fièvres. J'ai toujours réussi, *par une médication énergique, à en conjurer le danger* bien que la maladie eût affecté *la forme la plus insidieuse*, lorsque j'ai été appelé à temps. Mais il ne faut pas oublier que la marche de quelques-unes de ces fièvres est parfois si rapide et si foudroyante qu'en trois accès elles peuvent devenir funestes!.... On ne peut donc trop insister *sur la promptitude et l'énergie des secours* qu'elles réclament impérieusement.

En terminant ces courtes réflexions, sur les fièvres d'accès, il conviendrait peut-être, de signaler une circonstance digne de remarque qui se rencontre assez fréquemment dans la pratique à savoir: *L'analogie des premiers symptômes de certaines phlegmasies de la muqueuse gastro-intestinale* avec ceux de ces dernières affections; ils simulent si bien celles-ci dans quelques cas, que s'il n'était constamment sur ses gardes, le praticien serait souvent exposé à commettre de graves erreurs. Je n'insisterai pas ici sur ce sujet tout important qu'il est, me réservant à y revenir dans l'article suivant.

§. V.

Des Maladies Epidémiques dont le siège principal ou primitif réside dans le canal digestif.

Naturam morborum ostendit curatio.
(Hippo.)

Quelles que soient la nature, la fréquence et la gravité des affections que je viens d'énumérer, il me semble qu'elles ne peuvent être comparées, sous ce triple rapport, avec les phlegmasies des organes de la vie nutritive; on le conçoit aisément en songeant qu'ils remplissent les fonctions les plus nécessaires à notre existence. Observons, toutefois, que les systêmes *muqueux* et *dermoïde* (*) dont l'un fait partie intégrante des organes digestifs et avec lequel l'autre est étroitement lié, soit par continuité, soit par sympathie, jouent ici le principal rôle. N'est-ce pas par eux, en effet, que toute absorption et toute secretion s'opèrent? Toutes les substances étrangères n'agissent-elles pas sur la peau ou sur les muqueuses ainsi que la plupart des médications? Il n'est donc point étonnant que ces membranes qui sont lésées, dans presque toutes les maladies, le soient particulièrement dans celles qui font l'objet de ce paragraphe.

Ces affections s'observent, sans aucun doute,

(*) Les vicissitudes diverses qu'éprouve la peau dans ces affections, soit dans ses fonctions, soit dans sa température, les éruptions variées dont elle devient le siège, prouvent assez sa participation pour que je ne doive pas insister davantage.

dans tous les climats et dans toutes les saisons; mais comme je n'ai à m'occuper que de celles que j'ai rencontrées dans ce pays, le cadre que j'ai à remplir sera bien plus restreint que si je devais envisager ces maladies d'une manière générale. Donc, sans me livrer à d'autres considérations, j'entre de suite en matière.

Orbec et les lieux circonvoisins ont plusieurs fois été le théâtre des épidémies dont il va être question, depuis que j'y réside comme médecin; mais aucunes, soit à cause du nombre des personnes atteintes, soit à cause de la gravité de la maladie, n'ont aussi particulièrement fixé mon attention que celles qui y ont régné en 1827 et en 1828.

La première de ces épidémies commença dès la fin de décembre 1826. Devenue plus commune en janvier 1827, stationnaire depuis cette époque jusqu'en juin, elle se multiplia, pendant les quatre mois suivans, puis elle fut toujours en décroissant jusqu'à la fin de l'année.

Sauf un petit nombre de cas où la maladie se montra avec une certaine intensité, elle se fit d'ailleurs remarquer par le caractère benin qu'elle affecta. Aussi le traitement curatif fut-il simple, facile, et toujours couronné de succès; mais il n'en fut pas ainsi l'année suivante pendant laquelle la même épidémie se reproduisit avec une telle violence que, parmi ceux qui en furent atteints, plusieurs essuyèrent le plus grand danger et un assez grand nombre succomba.

Toutefois l'analogie qui a existé entre ces deux épidémies me détermine à n'entrer ici, touchant la première, dans aucun détail qui deviendrait superflu, puisqu'à la gravité près, ils ne seraient que la reproduction de ceux de la deuxième que je vais m'efforcer d'esquisser.

ÉPIDÉMIE DE 1828.

L'épidémie qui a sévi en cette ville et dans les environs en 1828, après *un hiver doux, humide et un printemps pluvieux*, pendant lequel, ainsi que presque toute l'année, les vents d'*Ouest* et de *Sud-Ouest* dominèrent, s'annonça de la manière suivante :

Dès le mois de mai, je fus consulté par plusieurs personnes des deux sexes qui se plaignaient de malaise, *de perte d'appétit*, *de coliques et de diarrhée.* Un régime diététique approprié, des boissons adoucissantes, des lavements émolliens et anodins firent promptement cesser ces légers accidents. Une seule personne, une cuisinière âgée de 48 ans éprouva, avec les symptômes sus-mentionnés, une conjestion cérébrale qui céda à une saignée du bras.

Pendant le mois suivant je donnai aussi des soins à quelques individus qui présentèrent, à peu près, les mêmes phénomènes, moins l'affection du cerveau. Un seul cas d'embarras gastro-intestinal, bien caractérisé, chez un vieux célibataire, fut combattu avec avantage, par *un émeto-cathartique.*

Dans les premiers jours de juillet, l'affection se

dessina mieux. *Aux coliques, à la diarrhée, aux symptômes de gastricité* se joignirent de la fièvre et des signes d'irritation et de congestion abdominale qui cédèrent, comme par enchantement, à l'application des sangsues à l'anus. Mais à cette faible affection succéda une maladie sérieuse qui revêtit bientôt le caractère alarmant qu'elle conserva jusqu'à la fin de novembre.

Le premier cas qui fixa mon attention et me révéla, tout d'abord, la gravité de la maladie me fut fourni par un jeune garçon de 15 ans, assez bien constitué, qui succomba le 24e jour à trois inflammations successives sinon simultanées des voies digestives, des bronches et du cerveau. Le traitement antiphlogistique auquel j'eus recours, avec quelqu'avantage, au début, ne put néanmoins triompher de cette affection, tant elle fut violente, tant les organes étaient profondément affectés. D'ailleurs je fus mal secondé par les parens dont la pusillanimité m'empêcha d'employer, avec l'énergie convenable, les seuls moyens capables d'enrayer la marche progressive de cette funeste maladie.

Trois autres exemples ne tardèrent pas à se présenter. Ils méritent d'autant plus d'être signalés qu'ils eurent lieu dans la même famille. Le gendre, sa femme et le beau-père furent successivement atteints.

Chez le premier, jeune homme de trente ans à peine, d'une constitution lymphatico-sanguine, la maladie marcha franchement; c'était une gastro-entérite (comme on appelait, alors, ces affections) des mieux caractérisées. *Langue rouge, lancéolée, soif vive, sensibilité épigastrique, tension douloureuse du ventre, selles naturelles* d'abord, *diarrhéïques ensuite*. Le tout accompagné d'un état fébrile proportionné à l'intensité des symptômes inflammatoires tellement évidens qu'on ne pouvait en révoquer la nature ni le vrai caractère. Commencée le 15 juillet, cette maladie se termina à la fin d'août par *une éruption furonculeuse*.

Chez la femme de ce dernier, plus jeune, d'une constitution sanguine prononcée, les symptômes débutèrent du côté de la tête. *Une céphalalgie violente, opiniâtre, prédominante, avec surdité*, dès l'invasion, masquait si bien la souffrance des autres organes simultanément affectés, qu'il eut été difficile, sans une grande attention, de reconnaître l'état morbide des muqueuses si la vive irritation qui se développa, *du côté des bronches d'abord*, puis *dans le canal digestif*, n'eût bientôt révélé l'existence de cette triple affection qui fut jugée par *des sueurs critiques*, pour parler le langage des anciens, car il ne me paraît pas démontré qu'on puisse bien légitimement considérer ainsi *cette excrétion* que l'on pourrait plutôt, regarder comme effet que comme cause du rétablissement.

La maladie du père commença comme celle de la fille, par *des symptômes cérébraux intenses* qui ne cédérent qu'à *quatre saignées brachiales, copieuses*. Alors se dessina la *gastro-entérite* qui se termina, heureusement, le dix-huit septembre après avoir parcouru, sans phénomènes remarquables, toutes ses périodes, vingt-cinq jours durant.

J'eus à traiter, dans le même temps, *douze autres malades*, dont un seul fut sérieusement en proie aux mêmes accidens. Les autres n'offrirent rien de notable; mais chez tous, comme chez les précédens, *l'appareil digestif était, incontestablement, le siège principal de l'affection qui réagit sympathiquement*, mais avec modération, *sur le cerveau* de trois de ces derniers seulement.

La même méthode de traitement fut employée chez tous avec un égal succès. *Emissions sanguines générales et locales, répétées et variées suivant les cas;* à l'intérieur : *boissons gommeuses ou accidulées*, eu égard à la sensibilité des organes et à l'idiosyncrasie des individus; extérieurement: *fomentations émollientes, calmantes, et légers révulsifs;* tels furent les seuls moyens constamment efficaces auxquels j'eus recours chez ces quinze malades.

A cet exposé rapide il me paraît convenable de faire succéder une histoire complète de la maladie dont l'analyse qui précède n'a pu donner encore qu'une idée fort imparfaite.

Observation 6e.

H. M. fille âgée de dix-neuf ans, lymphatico-sanguine, d'une bonne santé.

Commémoratifs : diminution des menstrues attribuée

à l'impression produite par *la mort d'un frère;* surcroit de travail.

Prodrômes : inappétence, courbature, céphalalgie générale et progressive depuis le 20 juillet.

Appelé le 26, fièvre intense, (*saignée de dix onces.*) Soulagement. (*Délayans, diète.*)

27. Céphalalgie circonscrite au côté gauche, très aiguë, pésanteur de la tête, vertiges, yeux fatigués, sensibles à la lumière, soif, éructations, abdomen indolent, constipation (*nouvelle saignée du bras, qui est encore réitérée dans l'après-midi.*)

28. Des alimens donnés imprudemment la veille, trois heures après la dernière saignée, avaient été vomis presque immédiatement. Dès lors, *rougeur, sécheresse de la langue, augmentation de la soif et de la fièvre*, coloration et pâleur alternatives du visage, froid aux extrémités. Cependant sueur légère des parties supérieures du corps, de la tête surtout; symptômes cérébraux toujours dominans, intégrité des facultés intellectuelles, pouls consistant. (*Nouvelle saignée de quatorze à seize onces, continuation des boissons antiphlogistiques.*)

29. Tête dégagée, mais langue plus rouge et plus sèche, soif plus vive; légère tension du ventre; flatuosités. (*Une pinte de limonade citrique, fomentations et lavemens émolliens.*)

Le soir, augmentation des symptômes ci-dessus. Epigastre très-tendu. (*Quinze sangsues* illicò.)

30. Diminution notable de la tension abdominale, langue à peine rouge, humectée, moiteur de la

peau supprimée la veille, rétablie. Etat général satisfaisant *bien que la saignée capillaire n'ait pas été très-abondante.*

31. Redoublement de fièvre, coliques, quatre selles liquides, abdomen plus tendu. (*Huit sangsues à l'anus.*)

1er, 2, 3 Septembre, amélioration sensible du côté des organes digestifs; mais toux sèche, sans oppression, ni douleur thoracique. Quelques mucosités striés de sang sont rendues plutôt par *expuition* que par *expectoration*. La percussion et l'auscultation n'indiquent rien d'anormal. (*Boissons acidules remplacées par des tisannes émollientes.*)

4 et 5, même état à peu-près, *moins les crachats sanguinolens*, deux selles demi-liquides, bonne nuit. (*Mêmes moyens.*)

6 et 7, persistance de la toux. Mucosités sanguinolentes, noirâtres, rendues par la bouche et les narines. Abdomen tendu, douloureux à la pression. (*Huit sangsues* illicò.)

8 et 10, ventre souple, langue humectée, état général satisfaisant. (*Bouillon avec veau et bœuf. Décoction blanche de Sydenham autant à titre d'aliment que comme médicament.*)

11 et 12, même état, même moyens.

Du 13 au 19, faiblesse et langueur générale. Dysurie qui cède promptement à des frictions d'huile camphrée. (*Vin de Bordeaux étendu d'eau. Vermicelle au gras, tisanne amère édulc. Frictions sur l'abdomen avec la pommade d'Authenrieth à titre de révulsif.*)

20 et 21, amélioration marquée. Douleur subite, aiguë avec gonflement du molet et de l'extrémité inférieure de la jambe gauche. (*Vin de quinquina, viandes grillées à sucer.*)

A partir du 23, diminution progressive de la douleur crurale, appétit, retour des forces, diminution successive d'un petit mouvement fébrile du soir. Convalescence lente d'abord, mais franche à la fin du mois. Les forces se relèvent visiblement dans les premiers jours d'octobre, la guérison est bientôt entière et ne se dément pas.

En septembre, je donnai des soins à *une vingtaine de personnes* chez lesquelles la maladie épidémique, toujours bien caractérisée, offrit chez les uns des variétés peu importantes; chez les autres quelques phénomènes remarquables. Parmi ces derniers, je citerai le cas d'un homme âgé de quarante-huit à cinquante ans qui, ayant été spontanément atteint d'*un flux de sang dyssentérique, fétide,* qui céda promptement à *une application de sangsues à l'anus,* fut tout-à-coup frappé d'*une congestion cérébrale en quelque sorte métastatique,* avec *fièvre et délire.* Une seule *saignée du bras* enleva, comme par enchantement, cette affection, si bien que la guérison fut aussi subite que la maladie. Il n'en fut malheureusement pas de même chez les deux malades suivantes :

La première était une vieille femme de soixante-dix ans, habitant Bienfaite, chez laquelle une *gastro-entérite*, bien caractérisée prise par un bon curé pour une *fièvre d'accès*, fut exaspérée par *les fébrifuges et lespurgatifs*. D'ailleurs une pleuro-pneumonie intense et une bronchite aiguë suivies d'un œdème brachial considérable, vinrent compliquer cette grave affection à laquelle succomba cette pauvre femme, après vingt jours de souffrances.

Le mois d'octobre me fournit encore plusieurs cas importans parmi lesquels les suivans furent les plus remarquables.

Observation 7e.

Fille de vingt et un ans, domestique, de petite taille, mais bien constituée. Tempérament sanguin-lymphatique.

Commémoratifs : affection morale déterminée comme chez la précédente par *la mort d'un frère ;* se croyant atteinte du même mal, bien qu'elle ne l'eût pas vu pendant sa maladie, elle redoutait le même sort. (*Suppression des règles depuis deux mois.*)

Prodrômes : malaise général, céphalalgie susorbitraine. Fatigue dans les membres abdominaux. Anorexie. Langue très-saburrale.

Consulté le 29 septembre. (Prescription : *huit sangsues à chaque cuisse. Pédiluves salés le matin. Le soir fumigations par bas. Tisanne délayante.*)

Invasion : 2 octobre, les sangsues posées seulement la veille avaient donné lieu à une bonne évacuation sanguine. Pouls fébrile, sans plénitude;

chaleur cutanée, modérée; *mal de tête notablement diminué;* tension abdominale, peu de soif; visage légèrement coloré. (*Délayans continués, diète absolue.*)

3 Au matin, il y a eu de la fièvre la nuit, sans exacerbation marquée. même état du côté de la tête et du ventre. *Un verre de sang avait été rendu par le nez.* Le soir, nouvelle épistaxis de quatre à cinq verres, d'où *un soulagement très-prononcé.* Cependant *réponses lentes et embarassées.* Mais la malade est douée d'une faible intelligence.

4, La nuit avait été un peu agitée sans être précisément mauvaise : pouls fréquent, plutôt petit et serré que développé. *Régions iliaques douloureuses à la pression.* (*Quatre selles diarrhéiques. Seize sangsues sur les points douloureux.*) Le soir, effet de la saignée marqué : cessation de la douleur abdominale et du dévoiement. Cependant continuation de la fièvre. Dilatation des pupilles et surdité légères. (*Délayants continués.*)

5, Même état que la veille. (*Mêmes moyens.*) Le soir, fréquence extrême du pouls, idées plus obtuses. Cependant réponses justes à toutes les questions; mais dilatation des pupilles augmentée; *agitation; soubresauts des tendons;* sueurs bornées à la tête; point de selles ni d'urine, *pronostic fâcheux!...*

6, A six heures du matin, la nuit avait été fort agitée, redoublement de fièvre; quelques gouttes de sang étaient sorties par la narine droite; délire agitation, efforts pour sortir du lit, pâleur du visage, altération des traits, yeux égarés, sueur visqueuse, fréquence extrême du pouls qui est petit, irrégulier, rétention d'urine. (Pres. *sinapismes aux extrémités inférieures*, *compresses* d'*oxicrat sur la tête*, *potion camphrée.*) Les symptômes alarmans ci-dessus furent croissans. Mort sur les dix heures sans agonie!...

RÉFLEXIONS SUR CETTE OBSERVATION.

La marche aiguë, rapide de la maladie de cette jeune fille, l'ensemble des accidens, mais surtout la terminaison aussi subite que funeste ne laissent aucun doute sur la nature de cette affection. L'encephale était ici spécialement affecté. Il est évident que c'est à sa lésion violente et profonde qu'on doit attribuer la mort du sujet.

Mais le cerveau était-il seul malade? L'était-il primitivement et devait-on s'occuper d'abord du traitement de cet organe?

A la première question je répondrai négativement. En effet, les prodrômes signalés prouvent assez le mauvais état des organes digestifs. Il y avait donc affection simultanée du cerveau et du canal alimentaire.

La seconde question est plus difficile à résoudre, car on ne peut guère, ce me semble, déterminer, *à priori*, par où le mal avait débuté, d'abord faute de renseignemens positifs, ensuite parce que les premiers symptômes de ces maladies se confondent ordinairement les uns avec les autres. Toute fois, je pense qu'ici l'encephale a été, sinon primitivement, du moins principalement lésé. Or, dans cette hypothèse que l'évènement semble justifier, la dernière question est facile à résoudre.

Cela posé, venons au traitement; a-t-il été méthodique ?

Si l'on consulte les auteurs, si l'on suit les préceptes des praticiens, toutes les fois qu'un écoulement habituel est supprimé, la première chose à faire est de le rappeler ou d'y suppléer. C'est ce qui a été fait ici. Qu'en est-il résulté? un amendement notable même du côté du cerveau. A la vérité la fièvre persista; mais l'épistaxis survenue, qui parut salutaire d'abord, pouvait aussi bien être considérée comme *critique* que comme *symptomatique*, et, partant, la réserve avec laquelle le médecin crut devoir agir en cette circonstance n'est-elle pas justifiée?

Quoi qu'il en soit, il me paraît probable qu'une ou deux saignées générales, sinon au début, dumoins après l'insuffisance de la saignée locale, eussent été avantageuses. Auraient-elles produit le même résultat plus tard? Cela est douteux; mais ce qui ne l'est pas, c'est que ce moyen eût été inutile et même dangereux dans les derniers momens, tant le système nerveux paraissait profondément affecté!...

Observation 8e.

Une jeune fille de dix-huit ans, en service chez un boucher, mal réglée, éprouvait depuis trois à quatre jours un violent mal de tête avec fièvre la nuit.

Lors qu'elle me consulta (le 11 octobre), son état était le suivant :

1er Jour, lassitude générale, anorexie, céphalalgie sus-orbitaire intense, frissons, tant que la malade était levée; mais chaleur vive et coloration du visage dès qu'elle se mettait au lit, fréquence du pouls sans plénitude. (*Saignée du bras de quatorze à seize onces, émolliens, diète.*)

2e, Diminution notable du mal de tête et de la fièvre; mais celle-ci redouble dans l'après-midi ainsi que la céphalalgie. (*Nouvelle saignée de douze onces.*) Soulagement très-sensible toute la nuit.

3e, Dévoiement spontané sans douleur ni tension abdominale (dix à douze selles en vingt-quatre heures), soif. (*Eau d'orge édulcorée avec le sirop de groseilles.*)

4e, Même état que la veille. (*Eau de riz.*)

5e, Persistance de la diarrhée; ventre tendu et douloureux *dans les régions illiaques, surtout à droite*, langue sèche, rosée, soif modérée, céphalalgie continuelle, mais peu intense. Quelques gouttes de sang sortirent la nuit par les narines. (*douze sangsues à l'anus.*) De ce moment diminution de la fièvre, des douleurs abdominales et de la diarrhée.

6e et 7e, continuation du mieux. (*Mêmes moyens.*)

8e, Douleur subite, dyspénique sous les fausses côtes droites s'étendant un peu à l'épigastre. (*Dix sangsues, loco dolente*) firent disparaître cette pleurodynie.) Deux selles liquides. (*Fomentations émollientes; eau de riz édulcorée.*)

Amendement général notable les quatre jours suivans, sans cessation complète du mouvement fébrile, qui offrit de légers redoublemens attribués à quelques contrariétés. Cependant, chaleur générale et soif diminuées; abdomen un peu tendu; deux à trois selles liquides de temps à autre. (*Bouillon avec veau et bœuf.*)

13. Une soupe et une pomme cuite, données contre mon avis, augmentèrent la diarrhée et la fièvre: huit à dix selles dans la nuit. D'ailleurs, une nouvelle fâcheuse contribua à provoquer ces accidens. (*Diète absolue; fomentations; eaux de riz et de veau.*)

14. Nuit agitée, mais journée bonne: deux selles seulement.

15 et 16. Cessation du dévoiement; appétit développé: on permet quelques légers alimens; convalescence à partir de ce jour, et prompte guérison.

observation 9e.

Je fus appelé, le 24 octobre 1828, pour donner des soins à la fille C....., âgée de cinquante ans, d'une haute stature, mince, ancienne domestique, maintenant retirée en chambre.

Prodrômes. Bronchite légère, céphalalgie sus-orbitaire, vague, avec sensation de bruissement; courbature; anorexie; fièvre avec paroxismes depuis trois à quatre jours. Un travail extraordinaire à la campagne a été la cause présumable de ces symptômes.

A ma première visite, je constate : Fréquence du pouls, chaleur modérée de la peau; céphalalgie sus-orbitaire; *enduit jaunâtre, épais, de la langue; amertume, nausées; soif modérée; abdomen indolent et souple;* selles naturelles, rares; urines troubles, blanchâtres; toux sans oppression; la poitrine, percutée et auscultée, était claire et sonore. (*Eau d'orge miellée.*)

Le soir: redoublement de fièvre, soif vive; lombalgie; sueur générale, qui oblige de changer de linge; toux plus forte; insomnie. (*Sirop de gomme.*)

25. Remittence marquée, mais toux et expectoration difficiles; sécheresse de la poitrine; pouls fort et fréquent. (*Potion pectorale gommeuse.*)

26. Paroxisme la veille, à l'heure accoutumée, avec *nausées; vomissemens spontanés de bile jaune, porracée; état saburral de la langue de plus en plus prononcé;* ventre insensible; langue humide et large; soif légère. *La potion gommeuse n'avait pu être continuée, à cause des nausées qu'elle occasionnait.* Lombalgie dissipée *par un lavement émollient pris la veille.* (*Potion vomitive avec le tartre stibié et le sirop d'ipécacuanha.*) Quatre vomissemens de nature bilieuse, et huit selles copieuses de même nature; *lypothymie;* fièvre modérée; moiteur cutanée prononcée; calme général. Cependant *sécheresse de la bouche et soif plus intense.* (*Limonade citrique; eau panée.*)

27. La nuit avait été passable. Fièvre sans paroxisme; langue encore très-saburrale; soif assez

vive; borborygmes. (*Petit lait; eau de veau; lavement émollient.*)

28. Redoublement de fièvre; lombalgie plus prononcée; sécheresse de la bouche et des lèvres; *rougeur remarquable de la muqueuse buccale.* (*Mêmes moyens.*)

29. Nuit agitée, insomnie; propos incohérens, sans délire réel; fièvre forte, soif vive; bruissemens dans les oreilles; rougeur et pâleur alternatives du visage; refroidissement d'une jambe, et quelquefois des deux en même temps. (*Seize sangsues au cou; clystère adoucissant; compresses oxicratées sur le front.*)

30. Amendement du côté de la tête: nuit plus tranquille; fièvre aussi intense. (*Dix sangsues au cou; gomme arabique édulcorée.*)

31. Peu d'effet de cette deuxième saignée: redoublement de fièvre retardé, nausées, borborygmes; éruption de gaz; tension du ventre; soif vive; constipation. (*Quinze sangsues à l'épigastre; fomentations et cataplasmes émolliens; lavemens continués.*) Sueur générale.

1er novembre. Redoublement de fièvre la nuit; agitation, plaintes et gémissemens; lypothymies; *sub-delirium* parfois en s'éveillant. En examinant la muqueuse buccale, on aperçoit plusieurs petits aphthes et de la rougeur à la lèvre inférieure; un aphthe assez profond, à bords relevés, irréguliers, se faisait remarquer vers le tiers antérieur droit du lymbe de la langue; il dépendait de la carie d'une dent, contre les aspérités de laquelle la langue frottait. *Urines avec sédiment blanc, épais, assez abondant.* (*Continuation des délayans; gargarisme acidulé.*)

2 et 3. Diminution sensible des symptômes ci-dessus; cependant continuation de la fièvre à un moindre degré; coliques nocturnes, qui cèdent *aux lavemens.*

4 et 5. Même état à peu près que les deux jours précédens. La dernière nuit fut marquée par de l'agitation et des gémissemens. Le matin, sueur générale; les bras, le thorax et la majeure partie du corps étaient recouverts de vésicules blanches, transparentes (*sudamina*). (*Emolliens.*)

6. Nuit plus calme, bien qu'avec redoublement de fièvre ordinaire; quelques nausées, et envie de vomir sans effet; abdomen partiellement tendu; moins de soif, pouls moins développé; *plaques rouge-foncé aux joues* (1). (*Mêmes moyens.*)

7, 8 et 9. Diminution progressive du mouvement fébrile; nuits tranquilles : mieux sensible. (*Bouillon de veau et de bœuf.*)

10 et 11. Continuation du mieux. On change de linge. Persistance des sudamina; urines plus abondantes, moins troubles, avec sédiment blanc. (*Même bouillon, lavement.*)

12 et 13. Redoublement de fièvre. (*Suppression du bœuf; petit lait.*)

(1) L'un des signes indiqués par M. Petit, médecin de l'Hôtel-Dieu de Paris, *comme caractéristiques* de sa prétendue fièvre *entéro-mésentérique.*

14, 15 et 16. Même état. (*Mêmes moyens; plus, lavement avec tamarins, et décoction du même fruit à prendre par verrées;* le tout sans effet laxatif.)

17. Constipation existant depuis plusieurs jours, avec épreintes et efforts expulsifs inutiles; absence de chaleur et de soif; indolence et souplesse du ventre; langue chargée, humide, largement épanouie. (Prescript.: *Six bols purgatifs avec jalap; rhubarbe et tartrate de potasse à prendre d'heure en heure, jusqu'à effet.*) Six selles liquides, très-fétides, dont la dernière très-copieuse. Le soir, soif vive, sans sécheresse ni douleur aucune. (*Petit lait, eau lactée, bouillon de bœuf et de veau.*) Redoublement de fièvre assez fort à l'heure accoutumée, avec quelques tenesmes; point de soif. (*Lavement avec une tête de pavot.*)

19, 20 et 21. Continuation du mieux. (*Fécule de pommes de terre avec lait.*)

22, 23 et 24. Convalescence confirmée. (*Potages.*)

26 et 27. Coliques, efforts impuissans pour aller à la garde-robe. (*Deux des bols purgatifs restant, donnés, l'un le soir et l'autre le lendemain matin, firent rendre des matières très-dures, abondantes.*) Le mieux se soutint, et bientôt la guérison fut certaine.

RÉFLEXIONS.

Cette observation, remarquable sous plusieurs rapports, diffère notablement des précédentes. En effet, outre les redoublemens pyrectiques, quotidiens, périodiques, constans, déjà signalés, l'état saburral, bilieux qui a prédominé dans le début, mérite d'autant plus d'être mentionné, que je l'ai rarement rencontré d'une manière aussi tranchée dans ces affections, mais surtout pendant le cours de cette épidémie : aussi, est-ce la première et la seule fois que j'ai eu recours au vomitif, et, en vérité, j'ai lieu de m'en applaudir! N'est-il pas évident, en effet, que s'il en est résulté ici un peu de calme momentané, ce faible avantage a été fâcheusement compensé par les symptômes d'irritation bien manifestes qui ont surgi consécutivement? Cependant, d'une part, l'absence complète des signes qui contre-indiquent l'emploi des évacuans, et, de l'autre, l'existence manifeste des symptômes bilieux ne semblaient-elles pas commander cette méthode?..... Quoi qu'il en soit, l'évènement a prouvé que cette maladie, de même nature que les autres, en réalité, bien que différente en apparence, n'était autre chose qu'une affection irritative; tranchons le mot, qu'une variété des diverses phlogoses de la muqueuse gastro-intestinale, avec réaction sympathique vers l'encéphale. Soutenir le contraire par entêtement, par système, et dans l'intérêt de je ne sais quelle doctrine surannée, rétrograde, serait le comble de l'aveuglement ou de la mauvaise foi!.....

Observation 10e.

Homme de vingt-cinq ans environ, chartier chez un cultivateur dans la plaine de Saint-Germain-la-Campagne, fortement constitué, jouissant ordinairement d'une bonne santé.

Prodrômes. Quelques jours de malaise; puis, pendant quatre jours, vomissement de tous les alimens solides et liquides : lutte contre le mal.

Invasion. 6e Jour. Frissons, chaleur, forte céphalalgie; puis fièvre intense qui oblige de s'aliter.

7e Jour. Sensibilité épigastrique. (*Douze sangsues* illicò. — *Boissons délayantes; bouillon de bœuf et de veau*, sur l'avis d'un *officier de santé*.) Même état les quatre jours suivans.

Appelé le 14 novembre, je constatai l'état ci-après: Coloration du visage; yeux chassieux, larmoyans, tantôt fixes, tantôt égarés; *physionomie fatiguée;* néanmoins, facultés intellectuelles intactes; *coucher en supination;* fréquence, *petitesse*, mais régularité du pouls; chaleur cutanée assez développée; *langue rouge, lancéolée, sèche, fendillée; gencives et lèvres arides;* soif modérée; *épigastre très-sensible à une faible pression;* reste du ventre souple, indolore; selles naturelles; redoublement de fièvre le matin et le soir. La nuit, le malade est assez calme, bien qu'il rêve et parle haut. (*Vingt sangsues à l'épigastre; émolliens continués; suppression d'une potion aromatisée et du bouillon.*)

15 et 16. Même état. (*Mêmes moyens, moins les sangsues.*)

17. Augmentation de la fièvre; sensibilité épigastrique réveillée; rougeur et sécheresse persistantes de la langue; *quelques légers soubresauts* des tendons. (*Douze sangsues sur la région stomacale.*)

18 et 19. Mieux sensible : pouls à peine fébrile;

langue dérougie, un peu sèche encore ; on apercevait quelques *sudamina* au cou.

20. Langue humectée ; apyrexie presque complète ; physionomie épanouie ; point de selles depuis deux jours ; urines moins rouges, sédimenteuses ; sommeil tranquille et réparateur. (*Bouillon de poulet.*)

21. Continuation du mieux ; apyrexie. (*Bouillon plus fort.*)

22. Redoublement de fièvre dans la nuit ; pouls encore fébrile le matin. (*Eau de poulet plus légère ; lavement émollient.*)

23, 24. Apyrexie ; langue humide ; les croûtes des lèvres, détachées la veille, reproduites ; léger dépôt floconneux des urines. (*Bouillon avec veau et bœuf.*)

25 et suivans. Convalescence. (*Alimentation légère d'abord ; augmentée progressivement, vu le grand appétit du malade.*)

Pendant la convalescence, *légère bronchite*, déterminée par imprudence. *Des boissons pectorales adoucissantes* firent bientôt disparaître cette affection des voies aériennes, et le malade se rétablit promptement.

J'aurais pu multiplier ces observations ; mais il me semble que celles qui précèdent suffisent pour donner une juste idée de la nature, de la marche et de l'importance de l'épidémie dont j'ai dessiné les principaux traits.

Maintenant, pour en démontrer toute la gravité, je dois dire qu'il résulte des documens précis que je me suis procurés, qu'*une vingtaine de jeunes gens des deux sexes, en cette ville, ont succombé à cette affection!* C'est beaucoup, sans doute, *sur une population de trois mille âmes*, parmi laquelle la moyenne des décès annuels est d'environ *soixante-dix à quatre-vingts;* d'où suit que les victimes de cette épidémie *compteraient pour un quart* dans la mortalité de cette année, ce qui est considérable!

Jetons maintenant un coup-d'œil rapide sur la constitution médicale des années suivantes, en ce qui concerne ces dernières affections.

Je ne rencontrai, en 1829, que deux cas de gastro-entérite remarquables.

Le premier eut lieu chez une blanchisseuse en linge, âgée de 46 ans environ. Bien que la maladie fût compliquée d'une encéphalite fort intense, le traitement, dans lequel les émissions sanguines eurent la principale part, réussit merveilleusement.

Le second cas me paraît digne d'être entièrement cité.

Observation 11e.

H... M..., âgé de vingt-quatre ans, tempérament bilioso-sanguin, éprouvait du malaise depuis quelques jours, lorsque, le 1er novembre au soir, à la suite d'une orgie pendant laquelle *le vin, l'eau-de-vie et le café* n'avaient pas été épargnés, il ressentit des frissons, de la céphalalgie, une soif ardente, de la fièvre et une anxiété inexprimable, toute la nuit.

Appelé le lendemain matin, je trouvai ce jeune homme dans l'état ci-dessus, et avec *une douleur aiguë dans tout le côté gauche du thorax, plus vive sous le sein et au sommet du scapulum*, avec *dyspnée, toux et expectoration sanguinolente; langue rouge*, humide; *soif intense;* chaleur cutanée; pouls fréquent, serré. — Diagnostic : Pleurésie, irritation gastrique. (*Saignée de douze à quatorze onces; eau de gomme miellée; diète.*) Dans la soirée, diminution des symptômes pleurétiques.

3e Jour. Douleur thoracique encore vive, mais plus circonscrite; épigastre sensible à la pression; fièvre et soif persistantes; agitation; plusieurs selles diarrhéïques. (*Dix sangsues sur la poitrine, et autant à l'épigastre.*) Soulagement de ces parties; mais aussitôt, *céphalalgie intense, agitation, loquacité, délire.*

4e Jour au matin. Etat ci-dessus, avec pouls petit, serré, fréquent. (Prescript. : *Douze sangsues au cou.*) Le soir, les sangsues n'ayant pas été appliquées, tous les symptômes cérébraux avaient augmenté. (*Saignée au bras, de cinq à six onces seulement, le malade ne pouvant supporter une plus forte émission.*) *Sang très-couenneux* [*le premier sang extrait n'offrait pas cet aspect*]; *caillot dense.* (*Délayans; looch blanc.*)

5e Jour. Même état à peu près que la veille. Cependant, l'encéphale paraissant de plus en plus affecté, on essaya vainement de poser des sangsues au cou; le malade était trop agité. (*Compresses oxicratées sur la tête.*)

6e. La nuit avait été orageuse. Efforts réitérés pour

se lever et s'échapper du lit; propos de plus en plus incohérens; fréquence et petitesse du pouls; sécheresse de la peau; soubresauts des tendons; constipation. (*Glace sur la tête; julep tempérant.*)

7e. Persistance des symptômes ci-dessus. La glace prescrite n'avait pu être appliquée, à cause de l'impossibilité de s'en procurer la veille. Elle fut posée le lendemain au soir. Deux heures s'étaient à peine écoulées depuis, que *le calme succéda à l'orage. Nuit tranquille* : à peine remarquait-on encore quelque incohérence dans les idées.

Je ferai observer qu'ayant trouvé, le matin, le ventre douloureux et météorisé, j'avais fait appliquer dessus *dix sangsues et des fomentations émollientes.*

8e. Calme plus manifeste que la veille; mais *prostration, affaissement des traits; yeux larmoyans, chassieux, caves; idées disparates*, à moins qu'on ne fixe fortement l'attention; abdomen affaissé, souple, indolent; langue humide à sa pointe et à ses bords, centre et base de cet organe recouverts d'un enduit blanc-sale, très-épais; *l'arrière-bouche et le voile du palais étaient tapissés par une matière ayant l'aspect et la consistance du fromage nouveau* (diphtérite); pouls déprimé, régulier; urines passablement abondantes, moins enflammées que dans le principe. (*Sinapismes aux mollets; glace remplacée par des compresses oxicratées.*)

10 et **11**. Agitation, cris plaintifs; petitesse du pouls; rougeur au sacrum, aux trochanters et aux crêtes iliaques; éruption furonculeuse aux fesses, aux cuisses et sur l'abdomen. (*Eau vineuse ; bouillon avec bœuf et veau.* MAIS LE MALADE PRÉFÉRAIT L'EAU D'ORGE COUPÉE AVEC LE LAIT ; ce qui lui fut accordé d'autant plus volontiers, que les organes digestifs n'étaient pas encore exempts d'irritation.)

12 et 13. Plusieurs excoriations de la peau existaient ; diminution sensible des forces ; lypothymies de temps à autre, qui nécessitent des aspersions d'eau froide.

14. Excoriations cutanées, pâles, livides, notamment celle du sacrum, dégénérée en eschare noire, offrant la fétidité d'une gangrène locale. (*Vin de Bordeaux pur ; potion avec la décoction de quinquina, les eaux aromatiques et l'acétate d'ammoniaque ;* à l'extérieur, *onguent styrax*, *eau-de-vie camphrée.*)

16. Forces moins abbattues ; organes digestifs en assez bon état ; fièvre modérée ; l'eschare du sacrum encore livide, inondée d'une sanie purulente, infecte, commençait à se détacher. (*Mêmes moyens internes et externes.*)

17 et 18. Eschare détachée, laissant une plaie de trois pouces environ de diamètre, profonde, livide et très-fétide. (*Lotions chlorurées employées avec succès, et sur cette plaie, et sur toutes les excoriations.*) Les forces commencent à se relever. (*Continuation des toniques.*)

A partir de ce moment, cette grave affection, après quelques alternatives peu importantes, s'améliora successivement sous l'influence de la médication stimulante, qui, toutefois, ne fut pas continuée très-long-temps; mais on la remplaça par une alimentation légère et substantielle.

La plaie du sacrum ne tarda pas à se cicatriser; mais *un grand nombre de petits accès se succédèrent aux fesses, aux cuisses et aux jambes;* le genou gauche surtout fut le siége d'*un aposthême considérable,* que je fus obligé d'ouvrir deux fois, pour donner issue à la grande quantité de pus contenu dans la tumeur. Ce dépôt parut juger la maladie, laquelle cependant ne se termina complètement qu'à la fin de décembre, après deux mois d'existence.

RÉFLEXIONS.

Voilà un exemple remarquable de *pyogénie,* c'est-à-dire de la facilité de certaines maladies à engendrer le pus, et à se terminer par des collections successives. Celles-ci, par un effort excentrique et conservateur de la nature, ont eu lieu à la périphérie. Aussi, le malade, malgré l'ensemble effrayant des symptômes décrits, a-t-il échappé à une mort devenue inévitable, si la crise eût eu lieu en sens inverse.

Mais ce n'est pas seulement à cet égard que cette maladie excite l'intérêt. Qu'il me soit permis de retracer succinctement les faits :

Et d'abord, qui n'a été frappé, en lisant cette histoire, de la spontanéité, de la violence et de la rapidité avec lesquelles se développèrent et se succédèrent les accidens? En effet, c'est la poitrine qui est affectée tout d'abord. Après une saignée, la maladie s'affaiblit, se circonscrit; mais bientôt les organes digestifs envahis deviennent le siége d'*une phlegmasie évidente.* S'en étonnera-t-on en remontant aux causes occasionnelles et déterminantes? Cependant ces symptômes se calment sous l'influence d'une application de sangsues; mais tout-à-coup le cerveau, jusqu'alors intact, se prend vivement, jusqu'au délire. *Le sang extrait est couenneux;* néanmoins le malade ne peut supporter qu'*une faible saignée.* Il survient une grande agitation, des soubresauts; le délire est plus marqué. Cette surexcitation du centre nerveux est calmée par un topique réfrigérant. Notons l'application des sangsues faite le matin sur le ventre douloureux et météorisé, en faisant observer *que là semblait être le point de départ;* d'où il résulte *que le cerveau n'aurait été affecté que sympathiquement;* du moins la sédation soudainement opérée par la glace rend-elle cette hypothèse probable.

Dès lors, changement subit, transformation frappante : *adynamie, prostration prononcées.* Cependant ne perdons pas de vue l'état spécial de la muqueuse buccale, *cet enduit épais, membraniforme,* qui n'appartient pas en propre aux affections adynamiques franches. Quoi qu'il en soit, les autres symptômes, cortége ordinaire de ces dernières maladies, se développent de plus en plus. L'affaissement devient tel, que je m'empresse de recourir, *intus et extùs*, à la médication tonique, à laquelle je m'attache désormais comme à une ancre de salut. Les heureux résultats de cette méthode ne justifient-ils pas ma conduite?...

Voilà donc, si je ne me trompe, un exemple bien

frappant d'une affection très-grave, dans laquelle les symptômes de prostration, c'est-à-dire *d'affaissement, d'abattement réel des forces*, est incontestable. Ce qui ne l'est pas moins, c'est que, dès le début, la maladie, bien que les premiers symptômes dénotassent un état inflammatoire marqué, a néanmoins présenté quelque chose *d'insolite, d'anormal.* Toujours est-il qu'on ne peut nier ici l'existence d'une de ces affections appelées jadis *fièvres putrides*, nommées ultérieurement *ataxo-adynamiques*. et, plus récemment encore, *fièvres typhoïdes.*

Rien de nouveau jusque-là, me dira-t-on; car il n'est pas de praticien qui ne soit à même de rapporter un certain nombre de faits semblables ou analogues. Soit. Mais ce qui est plus extraordinaire, c'est que cet exemple est *l'unique* en ce genre qui se soit offert à mon observation personnelle, depuis vingt ans que je pratique la médecine en ce pays; oui, je l'affirme sur l'honneur, pendant tout ce laps de temps, je n'ai jamais rencontré de maladie parfaitement identique à celle qui précède, et c'est la seule fois que j'aie eu recours, dans ces sortes de cas, à la médication tonique. *Stupete gentes!!!*.....

Je traitai, en 1832, un certain nombre de gastro-entérites épidémiques; mait elles furent peu graves et rarement funestes.

En revanche, j'observai, cette année, à Orbec, un cas, mais un *seul cas de choléra-morbus épidémique*, de cette affreuse maladie qui fit tant de ravages dans d'autres contrées, voire même dans des localités très-rapprochées de celle-ci : à *Bernay*, à *Broglie*. Il me fut fourni par une malheureuse femme du peuple, qui mourut après le quatrième jour de sa réception à l'hospice, où je l'avais fait entrer, au moment même de l'invasion, et où je la traitai de concert avec les médecins de la maison, et pus suivre le développement, les progrès, et être témoin de la terminaison fatale de cette terrible affection.

Quelle bizarrerie! et quel sujet de réflexions que *ce cas unique de choléra*, qui éclata tout-à-coup, comme une bombe, et vint, au sein d'une population de trois mille âmes, choisir et frapper une seule victime!

L'année suivante (1833) ne m'a fourni que peu d'exemples de cette affection. Un seul cas de ma pratique mérite une mention spéciale.

Nº 1. Il s'agit d'un homme demeurant à Courtonne-la-Ville, âgé d'une quarantaine d'années, fortement constitué. Confié depuis plusieurs jours aux soins d'un officier de santé, la maladie était devenue si intense, si alarmante lorsque je fus appelé, que, dès ma première visite, je portai le pronostic le plus fâcheux. Cet homme, en effet, avait totalement perdu la connaissance; il avait alternativement du délire et de la somnolence; son ventre était *énormément météorisé;* il y avait de la *diarrhée* et *une grande prostration*. D'ailleurs, langue sèche, rouge à sa pointe; altération ; gosier et voûte palatine tapissés d'*un enduit épais, blanchâtre, semblable à du gratin de bouillie.* En outre, fièvre avec redoublemens tous les soirs. Tel était l'ensemble effrayant des symptômes que j'avais à combattre.

La petitesse du pouls, jointe à la période avancée de la maladie, ne me permettant pas de recourir aux évacuations sanguines générales, je me bornai à faire appliquer douze sangsues au cou et vingt sur l'abdomen. *Des boissons délayantes acidulées furent substituées à la tisane amère dont le malade faisait usage.* (*Lavemens émolliens et fomentations de même.*)

Cette première médication produisit une amélioration sensible, que je constatai, avec une lueur d'espérance, le lendemain.

Cependant j'étais loin d'être rassuré sur le compte de mon malade. J'ajoutai à la prescription de la veille *un gargarisme détersif. J'insufflai du sulfate d'alumine en poudre dans la gorge, et je fis appliquer des vésicatoires aux jambes, et quelques sangsues sur les apophyses mastoïdes.*

Ces moyens (les sangsues exceptées), continués pendant huit jours, amenèrent un mieux sensible qui se soutint bien. La convalescence ne tarda pas à s'établir, et la guérison fut parfaite.

Il régna, en 1835, une plus grande quantité de *gastro-entérites* ou *gastro-céphalites*, dont quelques-unes furent violentes et mortelles.

N° 2. La première malade que je soignai, en mars, fut une jeune fille de Cernai, que j'eus le bonheur de guérir, malgré l'intensité et la persistance des symptômes cérébraux qui caractérisèrent surtout cette affection, dont triompha, après trente jours de durée, la méthode antiphlogistique.

N° 3. Au mois de juin suivant, je fus appelé à Saint-Julien-de-Mailloc, pour la femme d'un riche cultivateur, âgée de quarante-trois ans. Elle était, depuis plus de trente jours, en proie à une affection cérébrale des mieux caractérisées. Céphalalgie violente, générale, avec bourdonnemens, tintemens d'oreilles, battemens des artères temporales; face vultueuse; yeux brillans, pupilles alternativement dilatées et contractées.....

Une ou deux légères saignées du bras avaient été pratiquées dans le principe; mais, depuis trois semaines, le croira-t-on, cette malade était réduite à *l'usage exclusif d'une potion opiacée!!!*... Je la fis cesser incontinent. Vingt sangsues furent prescrites et appliquées sur le trajet des jugulaires. J'ordonnai en même temps d'envelopper les pieds avec des cataplasmes de farine de lin, et de tenir des compresses imprégnées d'oxicrat sur la tête. Ces moyens, secondés par des boissons et des lavemens convenables, produisirent un soulagement qui ne fut et ne pouvait être de longue durée.

Aussi, dès ma seconde visite, les accidens persistant, je proposai une nouvelle application de sangsues, qui ne fut pas acceptée par les parens, à bon droit effrayés de la fâcheuse position de la malade, bien que la première évacuation sanguine eût produit un effet salutaire qu'ils ne contestaient pas. Le danger de la situation et le peu de chances qui restaient me déterminèrent à proposer l'adjonction d'un confrère éclairé. Le docteur Droullin, excellent praticien à Lisieux, fut désigné par la famille. Nous nous réunîmes le lendemain. Dès que mon confrère eut vu la malade, il n'hésita pas, malgré la position presque désespérée, à conseiller l'application de quinze sangsues. Cet avis, conforme au mien, fut suivi. L'effet attendu eut lieu : cette nouvelle émission sanguine produisit une amélioration sensible; mais elle ne se soutint pas long-temps : le mal était trop profond, trop invétéré. La malade périt quelques jours après, justifiant ainsi le fâcheux pronostic que j'avais porté dès ma première visite.

N° 4. Je donnai des soins, dans le courant d'août, à une jeune personne de la ville, Mlle H. G., chez laquelle une gastro-céphalite des plus aiguës céda, après une vingtaine de jours, à un traitement actif. Je ferai remarquer, à cette occasion, qu'une saignée du pied, que je fus obligé de pratiquer, produisit un puissant effet dérivatif.

N° 5. Une jeune femme que je traitai, en septembre, de concert avec un confrère, mourut le huitième jour, nonobstant les moyens énergiques qui furent vainement opposés à la violente encéphalite dont elle était atteinte.

N° 6. Depuis plusieurs jours, un faiseur de cercles

de la Chapelle-Gaultier éprouvait tous les symptômes d'une double inflammation du canal digestif et du cerveau (gastro-céphalite des plus aiguës). Appelé par la famille pour donner des soins à ce malade, je fus frappé, dès ma première visite, de la gravité des accidens, et je ne dissimulai pas les craintes que l'évènement ne tarda pas à justifier. Cet homme périt avec une *milliaire incomplètement développée.* C'est le seul cas bien évident de cette éruption que j'aie eu occasion de rencontrer pendant le cours de toutes ces épidémies.

N° 7. Je fus encore appelé, au mois de novembre, dans la commune de la Folletière, pour une fille d'une quarantaine d'années, confiée, depuis plusieurs jours, aux soins d'un autre médecin. L'examen attentif auquel je me livrai ne me laissa aucun doute sur l'existence d'une *gastro-entéro-meningite* portée au plus haut degré. Ainsi, *aridité de la langue, soif vive; sensibilité épigastrique, ballonnement du ventre; soubresauts des tendons; agitation, délire:* rien n'y manquait.

Je constatai aussi l'existence, dans le gosier et au palais, de cet enduit *membraniforme* et tout semblable à celui que j'ai signalé plus haut (*dipthérite* et *dotinenthérite* de M. Bretonneau, de Tours).

Ne partageant pas la manière de voir du confrère qui m'avait précédé, je fis cesser l'usage d'une potion dans la composition de laquelle *le sulfate de quinine entrait en assez forte dose.* Cependant quelques saignées avaient été pratiquées dans le début, mais sans succés. Je ne crus pas devoir revenir à ce moyen : il était trop tard. Je me bornai à l'emploi des boissons antiphlogistiques et des révulsifs cutanés; mais, en peu de jours, cette maladie eut l'issue funeste que j'avais prévue et annoncée.

N° 8. Je fus plus heureux à l'égard d'une jeune fille de quinze ans, nièce d'un boulanger de cette ville. La *gastro-céphalite intense* dont elle éprouva les atteintes dans le courant de novembre, céda au traitement antiphlogistique énergique auquel j'eus recours avec un plein succès.

Loin de cesser avec l'année, l'épidémie dont je viens succinctement de rendre compte reprit son empire, ou plutôt continua de marcher, sinon avec le même danger, du moins encore avec beaucoup d'intensité, en 1836.

Au nombre des cas les plus remarquables de ma pratique, je citerai les trois suivans, lesquels, outre l'intérêt qu'ils présentent, me fourniront l'occasion de me livrer à quelques réflexions qui ne seront pas hors d'à-propos.

N° 9. Une dame d'une trentaine d'années, constitution sanguine, pléthorique, sujette aux douleurs de tête, éprouvait, depuis les premiers jours de janvier, une céphalalgie qui, augmentant progressivement, fut bientôt accompagnée d'une forte réaction fébrile. Appelé le 11 du même mois, je n'hésitai pas, connaissant parfaitement le tempérament de cette dame dont j'ai depuis long-temps la confiance, *à lui pratiquer une saignée du bras, qui fut réitérée le soir.* Les symptômes cérébraux furent tellement opiniâtres, qu'il me fallut recourir au même moyen plusieurs fois, les jours suivans, attendu le soulagement obtenu à chaque évacuation sanguine, dont la quantité extraite peut être évaluée à *deux kilogrammes.* Ce puissant moyen, secondé par *des réfrigérans sur la tête et par plusieurs applications de sangsues au cou*, triompha de l'affection cérébrale.

La *gastro-entérite*, enrayée jusqu'alors, se développa davantage, et parcourut ses phases assez régulièrement, mais avec des alternatives et des redoublemens qui exigèrent l'emploi énergique, soutenu, *d'une médication déplétive et débilitante*, dont firent partie *des bains tièdes et un purgatif salin*, vers la fin de la maladie, pendant le cours de laquelle deux médecins réputés, les docteurs Dumont, de Bernay, et de Droullin, de Lisieux, furent appelés en consultation. La gravité, la persistance des accidens, et l'intérêt bien naturel qu'inspirait cette excellente mère de famille, motivaient cette réunion. Parfaitement d'accord sur tous les points avec mes confrères, nos mutuels efforts furent couronnés de succès, la maladie s'étant heureusement terminée vers la mi-mars, après deux mois d'existence. Mais ce qu'il y a de remarquable dans cette Observation, et que je ne dois pas passer sous silence, c'est que cette dame était, dès le début de sa maladie, *enceinte de trois mois.* Cette circonstance, que je connaissais, ne ne empêcha pas d'employer énergiquement le traitement antiphlogistique : le danger de la position le commandait impérieusement, quel que dût en être l'effet quant à la grossesse. Celle-ci n'en parut pas troublée. Cependant cette médication active ne fut pas sans influence; car l'accouchement eu lieu vers le septième mois; l'enfant, du sexe féminin, malgré sa chétive organisation qui me fit long-temps désespérer de ses jours, a néanmoins survécu, nonobstant les précédens défavorables, et un *muguet de mauvais caractère*, qui céda *aux lotions aluminées* auxquelles j'eus recours avec un succès aussi subit que merveilleux. Aujourd'hui, cette petite fille, bien qu'un peu délicate, jouit néanmoins d'une bonne santé.

Deux autres personnes, de la même maison, qui avaient l'une et l'autre aidé plusieurs fois à mettre leur maîtresse dans les bains, éprouvèrent à peu d'intervalle la même maladie.

N° 10. L'une était une servante, âgée d'une vingtaine d'années, constitution bilioso-sanguine, qui, après quelques jours, alla se faire traiter dans sa famille à quelques lieues de la ville; elle revint guérie un mois environ après.

N° 11. Chez l'autre, jeune garçon de 16 à 18 ans, commis dans la maison, la maladie, bien qu'ayant son siége dans les mêmes organes, se présenta sous un aspect particulier. Les premiers symptômes consistèrent dans un abattement général, *avec toux, dyspnée*, mouvement fébrile marqué et petitesse de pouls. L'exploration de la poitrine me fit reconnaître plutot une *sorte d'engouement* qu'un *véritable engorgement inflammatoire des poumons. La muqueuse bronchique n'était pas exempte d'irritation;* d'ailleurs la tête et le ventre participaient à cet état *anormal, équivoque.*

Je crus devoir pratiquer *une saignée exploratrice* de six onces environ, bien que l'ensemble des phénomènes, ci-dessus indiqués, ne me revelât qu'un état inflammatoire général mal caractérisé. Du reste (*boissons délayantes édulcorées*) *le sang extrait était noirâtre, diffluent et recouvert d'une pellicule irisée.*

Un faible soulagement fut le résultat de cette première médication (5 mars.)

Deux jours après, une saignée égale à la première, fut pratiquée (*même état du sang*), néanmoins diminution notable des symptômes thorachiques.

Notons, en passant, cette affection pulmonaire *coïncidente* qui a cause de sa fréquence, et bien qu'elle ne soit qu'une complication, n'en mérite pas moins toute l'attention des praticiens. (*Voir* l'*Observ.* XIe.)

La poitrine se débarrassa les jours suivans, mais le canal digestif déjà affecté, se prit de plus en plus, à en juger par la sécheresse, la rougeur de la langue, la renitence de l'abdomnen, la sensiblité de l'épigastre augmentée par la pression; en même temps : *coucher en supination, immobilité, réponses lentes, yeux fixes,* STUPEUR. (*Quinze sangsues appliquées sur la région épigastrique* firent disparaître la sensibilité, la tension du ventre et diminuèrent la soif. (*Continuation des mêmes moyens internes; fomentations émollientes sur le ventre et lavemens de même nature tous les jours.*

La *stupeur* continuait, et le cerveau paraissant de plus en plus affecté, *des vesicatoires furent appliqués aux mollets*, suivant le conseil d'un médecin distingué qui vit le malade en passant; ils prirent vivement; mais l'excitation qu'ils produisirent fut telle que je fus forcé de faire panser les plaies avec du cérat et de supprimer entièrement ces exutoires auxquels je substituai *des cataplasmes chauds aux extrémités, et des compresses froides sur le front.* J'insistai sur *les boissons antiphlogistiques* attendu les signes évidens de l'irritation persistante des organes digestifs.

A partir de ce moment, tous les accidens allèrent en s'améliorant, cependant il y avait, de temps à autre, quelques redoublemens qui me firent insister sur les adoucissans et la diète. Toutefois après ces alternatives il arriva que le vingtième jour, sans cause connues, une recrudescence subite inspira des craintes à tout le monde; la mère de ce jeune homme qui lui prodiguait des soins, depuis le commencement de la maladie, fut surtoutfort effrayée; interpellé, par elle, sur la position de son fils, je répondis, comme la prudence l'exigeait, *que cette exaspération soudaine ne laissait pas que d'être inquiétante, mais que j'avais l'espoir fondé que ces accidens spontanés étaient le prélude d'une crise qui me paraissait devoir être favorable*, et j'ajoutai : *qu'on saurait positivement à quoi s'en tenir le lendemain.*

Dès le point du jour, je me rendis auprès de mon malade, impatient que j'étais de constater le pronostic de la veille. Mon attente ne fut pas trompée;

la crise était opérée d'une manière avantageuse, ce que je reconnus à la cessation complète de la fièvre; à une détente générale qui me fut confirmée par des urines *sédimenteuses* abondantes. J'annonçai hautement cet heureux résultat et pour la première fois, depuis trois semaines, je permis de donner du bouillon de veau en *affirmant : que la maladie était jugée et que dès ce moment ce jeune garçon entrait en convalescence.*

RÉFLEXIONS.

Voilà une maladie grave qui, sans contredit, sera jugée telle par tout le monde, bien que l'histoire n'en soit pas complète. *La petitesse du pouls, la prostration, la stupeur, l'état particulier du sang,* sont des symptômes caractéristiques. La médication débilitante employée est justifiée, ce me semble, par les signes évidens d'irritation et de congestion qui ont existé, par le résultat obtenu et d'ailleurs par l'autorité d'un des meilleurs praticiens du pays, M. Dumont, de Bernai; aussi, quelle que soit la divergence des opinions du jour, touchant la nature de ces affections, j'ai la conviction que le traitement a été rationel, méthodique, et je crois pouvoir, sans présomption, considérer le résultat obtenu comme un succès.....

Eh bien! erreur! illusion complète!... Vainement j'ai prodigué mes soins à ce jeune malade trois semaines durant! Vainement aussi j'ai cru à l'existence d'une maladie grave, sur la nature de laquelle l'ensemble des symptômes énumérés ne peut, ce me semble, laisser le moindre doute dans les esprits. Je me suis étrangement abusé; j'ai rêvé tout éveillé; les yeux d'un sage et judicieux confrère, couverts comme les miens d'un voile épais, frappés de fascination, n'ont vu qu'un fantôme croyant voir une réalité!!...

Arrière! médecins présomptueux, docteurs pleins d'orgueil et de fatuité! Arrière! faites place à votre maître le Grand Guérisseur s'avance... il va vous donner une leçon, écoutez l'oracle! « *Le gars n'est » point malade ou plutôt les médecins ont méconnu, » totalement méconnu sa maladie!!!* » Tout ce qu'il a éprouvé pendant 20 jours consécutifs, cette réunion d'accidens divers, cet ensemble de symptômes effrayans tout cela n'est rien ; tout cela disparaît devant le diagnostic infaillible de l'*Esculape en bas de laine!...*

Une chute sur le côté de la poitrine, arrivée trois mois avant la maladie, chute qui n'avait produit qu'une douleur faible, passagère et dont il ne restait *nulle trace depuis longtemps*, a été la cause unique, évidente, *palpable* de tous ces phénomènes secondaires, *incontestablement déterminés par la fracture, non moins contestable, de trois côtes ni plus ni moins!...* Telle fut, je l'atteste, la savante explication du quidam ; et ses auditeurs d'applaudir, d'admirer cette haute conception, cette étonnante perspicacité et de se prosterner devant ce nouveau Messie... Ce n'est pas tout, ce début tout brillant qu'il fut promettait mieux encore, on avait parlé à l'imagination il fallait parler aux yeux des prosélytes, on se mit à l'œuvre. Après quelques grimaces d'usage, certains signes cabalistiques, l'opérateur imposa lourdement ses larges mains sur la poitrine, et plus lourdement encore il enfonça ses gros doigts dans l'intervalle des côtes prétendues fracturées, puis, après des pressions réitérées, des efforts inouis qui excitèrent de vives douleurs, à en juger aux gémissemens du patient, il annonça, avec emphase, l'accomplissement de ses hautes œuvres et proclama hautement la guérison miraculeuse qu'il venait d'opérer! L'événement, comme on le pense, ne pouvait manquer de justifier cette infaillible pronostication!

Or, ceci n'est point un conte, une histoire faite à plaisir, mais une exacte et triste vérité. Oui, je l'atteste, ces faits sont réels; le médecin qui les raconte a essuyé cette mystfication et tout l'honneur de la cure a été pour LE REBOUTEUR!!! (1).

(1) L'industriel dont il s'agit ici, qui, à l'instigation de je ne sais quelle commère, exploita mon malade, le jour même qu'il entrait en convalescence (vingt et unième de la maladie), est un paysan grossier qui, spéculant sur la crédulité publique, fait depuis long-temps, en ce pays, le métier de remettre bras et jambes cassés et luxés ou prétendus tels. C'est un rebouteur de profession et, disons-le, de renom. De père en fils, les membres de cette rustique famille exercent cette industrie au grand scandale des hommes éclairés, mais à la grande satisfaction du vulgaire dont l'engouement, à l'égard de ce jongleur, va jusqu'au fanatisme.

Cependant, la plupart du temps, les lésions pour lesquelles il est appelé ne consistent que dans de simples contusions, des foulures, des distensions; or, pour ce misérable, comme pour ses pareils, tous ces cas sont de bonnes aubaines et l'occasion de faire des merveilles; et le peuple de s'extasier devant ces

Vantez, maintenant, ce siècle de lumière et glorifiez-vous, trop vaniteux français, de marcher à la tête de la civilisation!

N° 12. La femme d'un serrurier, de cette ville, fut atteinte au mois de juillet, dans son lit de couche, d'une affection inflammatoire du tube digestif, qui ne tarda pas à se compliquer d'une encéphalite assez

cures merveilleuses!.... Ces prouesses, il est vrai, sont par fois contrariées par des revers et par des tribulations, mais qui loin de désiller les yeux des enthousiastes semblent plutôt augmenter leur admiration et leur aveugle crédulité! Entre mille exemples, je citerai le suivant: le docteur Delaporte, de Vimoutiers (Orne), l'un des plus savans et des plus habiles médecins du pays, donnait, il y a peu d'années, des soins à un jeune enfant qui s'était fait, en tombant, une assez forte contusion sur l'une des clavicules. Les commères du quartier jugèrent le cas plus grave et firent tant que les parens se laissèrent imposer le trop fameux renoueur qui ayant *vu*, comme de raison, *une casse de l'os pouilleux* (fracture de la clavicule), là où le médecin n'avait trouvé qu'une contusion, substitua un appareil compliqué aux topiques résolutifs jusqu'alors employés. Informé de ce nouveau trait par la clameur publique, justement blessé du procédé et des railleries de quelques indiscrets, le médecin provoqua une réunion où furent convoqués tous ses confrères de la localité. Là, en présence du jongleur, la fraude fut reconnue et celui-ci confondu, mais nullement déconcerté; en effet, pendant que les médecins retirés dans un appartement voisin s'entretenaient de ce nouveau tour de passe passe, le rusé paysan, resté près du petit malade, *faisait de vains efforts pour briser la clavicule*! Mais aux cris simultanés de l'enfant et de la personne qui le tenait, le misérable fut contraint de cesser ses coupables manœuvres et de s'enfuir. La justice informée dirigea des poursuites contre l'auteur de ce crime audacieux, qui, moyennant *qminze francs d'amende et quelques jours de prison*, n'en continue ni plus ni moins sa funeste et lucrative industrie. *Audaces fortuna juvat!...*

grave pour me donner beaucoup d'inquiétude. Grâce au traitement antiphlogistique que j'employai dès le début et pendant tout le cours de cette affection; j'eus le bonheur de conserver les jours précieux de cette jeune mère de famille.

Nº 15. Enfin je donnai des soins dès les premiers jours de septembre, à un cultivateur, fermier à l'ancienne abbaye de Friardel, jeune homme d'une vigoureuse constitution. Comme chez l'indivdu du nº 11, la maladie débuta par les voies aëriennes; une *broncho-pneumonite douteuse* caractérisa l'invasion : abattement géneral, petitesse du pouls, physionomie fatiguée, telles furent les symptômes dont je fus frappé et qui commandèrent la circonspection avec laquelle j'agis tout d'abord. Donc, je *pratiquai une légère phlebotomie de* 5 *à* 6 *onces et je prescrivis des boissons béchiques.* Comme dans le cas précité *le sang était noir et difluent*, ce qui ne m'empêcha pas de recourir aux mêmes moyens le surlendemain vu la persistance des accidens, mais toujours avec la même réserve. (Même remarque qu'au nº 11, touchant l'affection concomitante de l'appareil respiratoire.)

L'état des organes pectoraux s'améliora, mais peu de jours s'étant écoulés, des signes non équivoques me révélèrent la participation que prenait l'appareil muqueux du tube digestif à la phlogose des voies aëriennes ; *des sangsues à l'épigastre* produisirent un soulagement marqué. Cependant la tête prise bientôt après devint le siége d'une congestion si violente que toute la face, devenue subitement d'un rouge vif, ardent, ressemblait, pour ainsi dire, à une fournaise. La peau du visage était si pénétrée de sang que ce liquide semblait près de jaillir de tous ses pores; mais la joue gauche plus particulièrement encore était affectée; elle présentait latéralement *une tuméfaction volumineuse*, dont le siége évident était dans *la parotide;* cependant, malgré ce transport subit, ce *raptus inflammatorius*, pour parler le langage classique, les facultés intellectuelles affaiblies, restaient intactes; mais la fièvre, quoique le pouls fut déprimé, n'était pas moins sensiblement augmentée, à en juger par la fréquence du pouls et par la chaleur soudainement intense de toute la surface cutanée.

L'indication à remplir me parut positive, urgente, 25 *sangsues furent prescrites et appliquées sous la machoire inférieure du côté gauche*. L'abondante évacuation sanguine qui s'en suivit procura un dégorgement salutaire. Cependant, bien que réduite à un moindre volume, la parotide resta le siége d'un engorgement notable qui devint bientôt un foyer de suppuration auquel je donnai issue, quelques jous après, au moyen d'une ponction faite avec un bistouri à lame étroite. Dès ce moment, le maladie fut favorablement modifiée; elle continua de marcher avec régularité, mais toujours en progression décroissante, et j'eus la satisfaction d'obtenir, vers la mi-octobre, après 40 jours, une heureuse terminaison de cette grave et dangereuse affection.

Pendant les trois dernières années qui viennent de s'écouler, 1837, 1838 et 1839, les mêmes maladies se sont encore reproduites; mais elles ont été moins nombreuses. Parmi les douze ou quinze exemples intéressans que j'ai eu occasion d'observer, j'en citerai deux seulement.

N° 14. Le premier me fut fourni par un menuisier qui, à la suite d'une pleuro-pneumonie passablement intense, fut soudainement atteint d'une violente gastro-céphalite qui céda, comme la première affection, à une médication antiphlogistique. Elle m'offrit cette particularité : Les sangsues que j'avais fait appliquer sur le côté et aux tempes firent un grand effet; mais j'éprouvai beaucoup de difficulté, chaque fois, pour arrêter le sang, tant les vaisseaux capillaires paraissaient développés, tant le sang de cet homme était liquide!... Je ne parvins à arrêter les deux hémorragies qu'à l'aide de compressions fortes et long-temps continuées. Je fus même contraint de cautériser une des piqûres, plus rebelle que les autres, avec une tige de fer chauffée à blanc. Cette circonstance, assez commune chez les enfans, se rencontre plus rarement chez les adultes; c'est le motif qui m'a déterminé à rapporter ce fait exceptionnel.

N° 15. Dans le second cas, j'eus affaire à un ancien avocat, vieillard de quatre-vingts ans, aussi vénérable par son âge que par son mérite et ses bienfaits. La perte cruelle qu'il avait faite, peu de temps auparavant, d'un jeune homme très-distingué par son savoir, élevé par lui, et auquel il prodiguait des soins paternels, avait fortement affecté son moral. Cette prédisposition, jointe à une nouvelle contrariété, influa tellement sur le physique, qu'une gastro-entérite chronique ne tarda pas à se développer chez cet octogénaire. Bientôt la maladie, passée à l'état aigu, offrit les symptômes suivans (26 juillet 1838) : Perte de l'appétit ; sensibilité épigastrique ; sécheresse de la langue, soif ; constipation opiniâtre ; accélération fébrile du pouls, avec redoublement tous les soirs. *Le régime diététique recommandé dès le commencement*, devenu plus rigoureux, ne suffit pas. Il fallut recourir à *deux applications de sangsues sur la région de l'estomac*. Dès ce moment, amélioration marquée : diminution successive de l'état aigu ; mais l'état chronique continua : il était caractérisé par l'anorexie et par un ptyalisme abondant. L'âge avancé du malade, joint à la dépression manifeste des forces, me détermina à prescrire *des tisanes amères ; l'usage de la rhubarbe et du vin de Bordeaux convenablement trempé*, et à permettre *quelques légers alimens*. (Premiers jours de septembre.) Néanmoins, la convalescence se prolongea ; les extrémités inférieures s'engorgèrent ; les forces continuèrent d'être languissantes ; ce qui me détermina à conseiller *l'usage modéré du vin d'Alicante*. Les premières doses semblèrent ranimer le malade ; mais bientôt il en résulta une telle excitation cérébrale, que les facultés intellectuelles, jusqu'alors intactes, furent troublées au point de donner lieu aux idées les plus bizarres, aux propos les plus incohérens, qui furent jusqu'au délire. Cependant, qui le croira? on ne donna pas plus de deux à trois cuillerées de vin par jour. Force fut d'en suspendre l'usage. La raison revint. Un nouvel essai du même vin ayant produit les mêmes effets, le malade cessa d'en prendre : tout rentra dans l'ordre. (Fin octobre.)

Ce fait est d'autant plus étonnant, que la personne qui fait l'objet de cette courte note, vivant d'ailleurs avec une grande sobriété, avait, depuis nombre d'années, contracté l'habitude de prendre chaque jour, après son dîner, *une certaine quantité d'eau-de-vie de cidre;* moyen qui lui réussissait parfaitement à faciliter les digestions. Aussi, lorsque ce vieillard eut entièrement recouvré la santé, lui conseillai-je de reprendre insensiblement son ancienne habitude, ce qu'il fit, et il s'en trouva bien.

Pendant l'année 1839, j'ai donné des soins à une douzaine de personnes qui ont éprouvé, à différens degrés, les atteintes de la même maladie. Elle débuta, chez ceux qui l'essuyèrent pendant les trois premiers mois de l'année, *par une bronchite plus ou moins intense.* Les accidens cérébraux, bien que consécutifs, n'en furent pas moins graves.

Dès le mois d'avril, la muqueuse bronchique cessa d'être affectée : alors, c'était par la tête que commençait la maladie. J'ai traité de cette dernière affection une jeune fille affligée de surdité et sujette à la céphalalgie. Sa maladie, violente, longue et rebelle, ne céda qu'à l'emploi soutenu *d'une médication déplétive, et à l'usage prolongé des réfrigérans sur la tête, aidés des exutoires aux extrémités inférieures.*

Plusieurs gastro-entérites, que j'eus à traiter dans le courant de l'été, changeant de nature après quelques jours d'existence, affectèrent les types quotidien et tierce. *Le sulfate de quinine* en triompha merveilleusement.

En général, ces affections, sauf un petit nombre, furent bénignes et suivies d'une heureuse issue; mais toutes se sont montrées empreintes du cachet qui caractérise ces sortes d'épidémies.

CAS EXTRAORDINAIRE D'APOPLEXIE CÉRÉBRALE.

Il se rencontre parfois, dans l'exercice de notre profession, des cas malheureux, exceptionnels, dont la critique aveugle ou malveillante s'empare avec avidité pour chercher à compromettre l'art et l'artiste. Le fait suivant en est un exemple assez frappant pour que je croie devoir le consigner ici, bien que, par sa nature, il diffère essentiellement de ceux qui précèdent.

Nº 16. Une jeune fille, âgée de dix-sept ans environ, d'une constitution délicate, irrégulièrement menstruée, éprouva, en octobre 1838, une gastro-céphalite qui céda, en quelques jours, à une saignée du bras et à des moyens internes appropriés. Ayant éprouvé, à quelque temps de là, une suppression menstruelle, à la suite d'une immersion imprudente des pieds dans l'eau froide : elle devint pâle, languissante. Consulté, je considérai cet état comme un commencement de chlorose, et je prescrivis des ferrugineux, recommandant aux parens de me rendre compte, dans quelques jours, de l'effet de ces remèdes, et leur faisant observer *combien il importait qu'un traitement méthodique. soutenu, fût régulièrement suivi. Trois mois s'écoulèrent* sans que j'entendisse parler de cette jeune malade. L'ayant rencontrée par hasard, je fus frappé des progrès du mal, et je témoignai mon étonnement du silence gardé, et de l'inconcevable inaction où l'on était resté. *J'insistai de nouveau sur l'urgence d'une médication active.* On ne tint pas plus compte de ce dernier avis que du premier. Du moins j'affirme que, depuis, je ne vis plus cette personne, et que je n'en entendis pas parler.

Dans la matinée du 19 mai 1839, je fus appelé auprès de cette jeune fille, qui éprouvait, depuis deux à trois jours, me dit-on, un mal de tête en tout semblable à celui qu'elle avait eu l'année précédente. Le pouls était dur et fréquent, le visage coloré; la malade se plaignait d'une violente céphalalgie; l'ensemble des symptômes et le succès obtenu précédemment, en pareil cas, me déterminèrent à pratiquer au bras une saignée de sept à huit onces environ. Soulagement à ma visite du soir. Dans la nuit, le mal de tête et la fièvre augmentèrent tellement, qu'on fut sur le point de me faire lever.

Le lendemain, 20, à ma visite du matin, je trouvai ma malade avec une céphalalgie si violente, qu'elle lui arrachait des cris; la face était vultueuse, le front brûlant; le pouls, parfaitement en rapport avec les symptômes, était plein, dur, et d'une grande fréquence. L'indication à remplir me parut évidente : je n'hésitai pas à réitérer la saignée : *dix onces à peine de sang furent extraites.* La malade tomba en syncope. Cet accident est si fréquent en pareil cas, que je n'en fus nullement effrayé d'abord. J'eus de la peine à la faire revenir de cet état; cependant je parvins à lui faire reprendre connaissance; mais elle la perdit de nouveau, pour ne la plus recouvrer!.....

Dès lors la scène changea : à la pâleur, à la faiblesse momentanée succéda une vive rougeur du visage; les yeux et tous les muscles de la face furent convulsivement agités. Il en fut de même des bras. A ces symptômes succédèrent bientôt la déviation de la bouche et le trismus des mâchoires, puis la paralysie compléte de tout le côté droit du corps. A ces signes, je ne pus méconnaître une attaque d'apoplexie foudroyante.

Je fis envelopper les extrémités inférieures de cataplasmes sinapisés, et je prescrivis un lavement camphré, qui ne fut pas administré.

Justement effrayée de cet état alarmant dont je ne dissimulai pas tout le danger, la famille proposa de m'adjoindre un confrère. Le docteur Hue, de Lisieux, médecin des plus distingués, fut mandé. Quelques heures après, il était auprès de la malade, que j'avais quittée peu d'instans auparavant. Les premiers mots de M. Hue, en entrant dans la chambre, furent ceux-ci : « Voilà une maladie bien grave; on

» n'a, sans doute, pas attendu mon arrivée pour » saigner cette malade? » A quoi les assistans répondirent : « Hélas! non, Monsieur, malheureusement! » *on l'a saignée, et* C'EST CE QUI L'A TUÉE! » — « Comment! » répliqua le docteur Hue, « mais on a eu » raison de faire une saignée, et peut-être n'a-t-elle » pas été assez forte. Je suis d'avis qu'on recommence incontinent. » Les parens s'y refusèrent obstinément; ils ne consentirent même pas à laisser faire une application de sangsues aux cuisses, que nous jugions nécessaire, bien que la maladie, attendu la violence et la nature des accidens, nous parût au-dessus des ressources de l'art. En effet, cette jeune personne succomba, après deux jours d'une douloureuse agonie!.....

— Je le déclare bien franchement ici, jamais mort ne m'a plus affecté, par un double motif : d'abord, à cause de l'intérêt tout particulier et bien sincère que je porte à cette famille, dont j'ai la confiance depuis vingt ans; et ensuite, à cause de la soudaineté des accidens. La foudre n'est pas plus prompte, ses effets ne sont pas plus terribles!... Mais ce qu'il y a de saisissant, mais ce qui frappe d'étonnement ici, c'est moins la violence du coup qui a brisé cette frêle existence que l'étrangeté de la circonstance où il a éclaté!... C'est, en effet, pendant la saignée!!!..... Or, la saignée, cette connaissance est vulgaire, est de tous les moyens le plus efficace, non seulement pour prévenir l'apoplexie menaçante, mais encore pour la combattre et la guérir quand elle est déclarée.

Comment donc la saignée aurait-elle déterminé cette maladie? Quoi! le moyen qui détruit pourrait en même temps engendrer! Mais c'est absurde. De même que l'eau qui éteint l'incendie ne peut l'allumer, de même la saignée qui prévient, qui guérit l'apoplexie, ne peut la produire : ce raisonnement est palpable et péremptoire. Il y a donc eu là coïncidence extraordinaire, malheureuse, mais voilà tout. On pense bien que ce n'est pas pour tout le monde que j'entre dans des détails aussi minutieux. Ce n'est pas non plus, qu'on veuille bien le croire, pour justifier ma conduite en cette triste circonstance. Je n'ai, Dieu merci! aucun reproche à recevoir ni à me faire à ce sujet; et, certes, j'en mériterais, et je m'en ferais de bien graves, au contraire, si, au lieu d'agir, je fusse resté les bras croisés, spectateur paisible et coupable du drame dont la péripétie allait être bientôt et si terrible et si funeste!.....

COROLLAIRES.

Des faits qui précèdent, je crois pouvoir tirer les inductions suivantes :

1° Les dernières maladies épidémiques dont j'ai donné l'histoire complète, ainsi que celles dont j'ai tracé seulement les traits les plus saillans, étaient des GASTRO-ENTÉRITES PLUS OU MOINS GRAVES, c'est-à-dire DES INFLAMMATIONS AYANT LEUR SIÉGE PRIMITIF OU PRINCIPAL DANS LE CANAL DIGESTIF; ce qui justifie le titre imposé à ce chapitre.

2° *Les muqueuses* furent les parties du tube alimentaire *principalement* et peut-être *uniquement* affectées, dans ces maladies. Celles de *l'estomac*, de *l'iléon* et *des gros intestins* me paraissent avoir été particulièrement intéressés, soit *successivement*, soit *simultanément*, dans tous ces cas.

3° Ces membranes étaient lésées à divers degrés et de différens modes; tantôt *simplement* et d'une manière normale, en quelque sorte comme les autres tissus; tantôt *spécialement*, c'est-à-dire que la phlogose paraissait concentrée sur les organes sécréteurs (*les plaques ou glandes de* PAYER) (1).

4° Les affections coexistantes ou consécutives *du cerveau*, *de ses enveloppes*, *de l'appareil respiratoire* ou *des autres organes*, bien que les symptômes qui les caractérisaient fussent, *dans certains cas*, *les plus apparens au début*, ne pouvaient être considérés que comme *des complications* ou *des maladies accessoires*, dont l'influence, plus ou moins manifeste et *souvent grave*, méritait sans doute une attention particulière, *une médication spéciale*, mais dont l'existence *secondaire*, souvent *sympathique*, tout en apportant des entraves, n'empêchait pas la maladie principale de suivre ses phases.

5° Les causes prédisposantes, occasionnelles et déterminantes de ces affections, furent diverses et

(1) Ce qui constituerait *l'exanthème intestinal* de M. BRETONNEAU, de Tours; affection sur laquelle ce savant médecin a l'honneur d'avoir, le premier, appelé l'attention des pathologistes.

variées. Parmi les premières : *sexe féminin, adolescence, âge adulte, tempérament lymphatique et sanguin, affections morales tristes, fatigues*, etc.

La plus évidente et la plus constante *des causes occasionnelles et déterminantes extérieures*, me paraît avoir été l'action de l'air qui nous environne : l'abaissement habituel de la température, ses vicissitudes pendant les années où ont sévi ces épidémies, notamment en 1828, ont eu manifestement, pour moi, une influence positive sur le développement de ces maladies.

Ce furent, en effet, les habitans du quartier de la ville le plus exposé à l'action directe de ce fluide (*le quartier du Câble*), qui, les premiers, éprouvèrent les atteintes du mal, et subirent la rigueur extrême de ses effets. Or, cette partie de la ville, située sur le versant de la colline, au *nord-est*, a dû ressentir plus immédiatement l'action des vents d'*ouest* et *sud-ouest* qui ont constamment régné en 1828, et souvent aussi les années suivantes.

6° L'effet moral produit par l'issue funeste des premiers cas, la frayeur principalement ressentie par les membres de la même famille, a singulièrement contribué au développement des accidens cérébraux qui ont compliqué la maladie. (*Observation* VIe.) Outre la disposition morale, *les sympathies organiques, l'idiosyncrasie des sujets*, doivent, sans doute, être prises en grande considération.

7° Le jugement à porter sur l'ensemble des phénomènes qui caractérisent ces affections, la juste appréciation des symptômes qui les distinguent de leurs analogues, *le diagnostic*, enfin, sera, si je ne me trompe, facile à établir d'après la description minutieuse des histoires particulières ci-devant rapportées; aussi, sans entrer dans tous les détails que comporterait cet important sujet, j'insisterai seulement sur un point précédemment signalé (article *Fièvres intermittentes*), qui me paraît trouver convenablement sa place ici : je veux parler de la *similitude apparente*, ou, en termes plus vulgaires, de la *fausse ressemblance* de quelques-unes de ces affections avec les fièvres d'accès.

Ce sont surtout celles *à type remittent* qu'il est facile de confondre, dans les premiers jours, avec les maladies dont il s'agit : ces dernières, en effet, débutent assez souvent *par des frissons, bientôt suivis de chaleur, et quelquefois de sueurs générales ou partielles*. Un intervalle apyrectique plus ou moins long succède à ces premiers phénomènes, qui se renouvellent ainsi successivement plus ou moins de fois, avant que la maladie ait pris *une allure assez décidée* pour qu'il ne puisse plus rester d'incertitude sur son vrai caractère.

Que si, s'en laissant imposer par les apparences, le médecin peu réfléchi portait un jugement précipité, il pourrait en résulter une erreur de diagnostic assez commune parmi les jeunes praticiens. Combien de fois n'ai-je pas été témoin de ces méprises, aussi préjudiciables au malade qu'au médecin! Les conséquences n'en ont pas toujours été fatales, il est vrai; mais le moindre inconvénient a été *toujours d'aggraver la maladie*, et *souvent d'en prolonger la durée de manière à la rendre interminable!.....* On ne peut donc trop insister sur ce point, ni trop recommander aux débutans d'apporter toute l'attention capable de leur faire éviter cet écueil, contre lequel l'expérience même la plus éclairée a plus d'une fois échoué! Or, c'est par un examen scrupuleux, par une sage et prudente expectation, condition de rigueur au début d'un certain nombre de maladies, de celles-ci en particulier, que l'on préviendra ces dangereuses erreurs dont le résultat a été et est trop souvent encore l'administration *des fébrifuges* intempestivement substitués *à la thérapeutique rationelle* de ces affections. *Hinc mali labes!.....*

La même remarque peut s'appliquer à la dernière période de quelques-unes de ces maladies. En effet, souvent il arrive qu'après avoir parcouru leurs phases ordinaires, la réaction fébrile persiste, bien que les signes de la lésion locale ne soient plus appréciables. Ce qui constitue *les affections latentes*, il ne s'agit que de *bien chercher* pour les découvrir. Que si les premières investigations sont infructueuses, il faut avoir *le courage d'attendre* que quelque phénomène sensible vienne enfin révéler l'existence de cette *épine cachée* qu'il faut enlever pour faire cesser ces accidens ultimes..... *Sublatâ causâ tollitur effectus.* Or, ici, comme dans le début, le mouvement fébrile est souvent caractérisé par *une remittence* plus ou moins marquée. Gardez-vous bien alors de vous hâter de prescrire *le sulfate de quinine*, dont l'usage, si salutaire en temps opportun, pourrait devenir si funeste entre des mains inhabiles!

Toutefois, inférer de ce qui précède que *ce sel doit être proscrit d'une manière absolue*, ce ne serait pas comprendre mon idée. Il est donc, et je m'empresse de le reconnaître, *il est des cas*, mais *des cas tout spéciaux*, dans lesquels on doit recourir à l'emploi de ce précieux médicament. L'essentiel est de *les bien déterminer!* Voilà en quoi consiste *le tact médical*, c'est-à-dire le jugement *droit et sûr* de l'homme de l'art!!!...

8°. Pour établir d'une manière convenable et satisfaisante le pronostic de ces maladies, il me faudrait entrer dans des détails que ne comporte pas cet écrit. Je ne bornerai donc à quelques généralités.

1° L'âge, le sexe, la constitution exercent ici une influence incontestable : ainsi, toutes choses égales d'ailleurs, j'ai remarqué que les adultes, les femmes et les tempéramens lymphatiques et sanguins, sont ceux chez lesquels la maladie offre le plus de gravité et partant le moins de chances de guérison.

L'enfance et la vieillesse, bien qu'elles y soient moins exposées, ne sont cependant pas à l'abri de cette affection, ni de ses conséquences funestes. Toutefois, si j'en juge par les faits qui me sont personnels, je crois pouvoir affirmer qu'à ces deux extrémités de la vie, le pronostic est plus favorable que dans les autres périodes.

2°. Relativement *à la nature*, ou plutôt *aux formes* de ces affections, on conçoit que celles qui sont *simples*, *purement et franchement inflammatoires* sont les plus bénignes et qui offrent le plus d'espoir de succès, et que, par contre, les complications *encephaliques, pneumoniques* et *autres* augmentent le danger et rendent la terminaison plus incertaine. J'en dirai autant des états *adynamique* et *ataxique*, ou *typhoïdes*, qui dénotent une affection, sinon d'une autre *nature*, du moins plus intense, plus profonde, et dont le siége spécial explique la gravité, la persistance des symptômes, et le danger qu'encourrent ceux qui sont en proie à ces graves affections.

3°. Il est une circonstance, ou plutôt une variété de ces affections que j'ai presque toujours trouvée fort aggravante, et partant propre à rendre le médecin très-circonspect quant au jugement à porter sur l'issue probable de la maladie; je veux parler de la *forme pulpeuse* ou *pseudo-membraneuse*, que revêt assez fréquemment *la gastro-entérite folliculaire*. Mais il y a une distinction à faire : ou l'affection est *locale*, ou elle est *générale*. Dans le premier cas, c'est la muqueuse *gutturo-buccale* qui en est le siége exclusif (*dyphtérite* de BRETONNEAU). Ainsi isolée et circonscrite, la maladie présente, *en général*, moins de danger. Dans le second cas, la majeure partie, sinon la totalité de la muqueuse *gastro-intestinale*, est *simultanément* ou *successivement* envahie. (*Dothinentérite* du même auteur.) Oh! alors, cet état est très-grave, et souvent d'un fâcheux augure, principalement *chez les vieillards* des deux sexes; je les ai vus presque constamment succomber à cette fâcheuse variété.

4° Il va sans dire que le traitement influe singulièrement sur la marche de la maladie, et, conséquemment, sur sa terminaison bonne ou mauvaise. Pour mon compte, j'ai la ferme conviction que *la méthode rationelle, antiphlogistique* est celle qui présente le plus de chances favorables.

MÉDICATION.

Que ces maladies soient *simples* ou *compliquées*, *graves* ou *légères*, les moyens thérapeutiques à leur opposer, *variables dans les proportions*, mais *identiques* quant aux propriétés, doivent être pris, *en général*, parmi *les antiphlogistiques*.

Au premier rang seront placées *les saignées générales et locales*, *les boissons délayantes*, *émollientes;* viendront ensuite *les bains*, puis *les révulsifs internes et externes*...

Il n'entre pas dans mon plan de me livrer ici à des détails circonstanciés; toutefois, je poserai quelques règles générales :

1° Au début de l'épidémie, alors que les premiers symptômes, légers, fugaces, ne révèlent qu'un état peu manifeste de souffrance des organes intérieurs; qu'un simple trouble fonctionnel, les plus faibles moyens suffiront : *repos*, *diète*, *boissons délayantes*..... C'est le précepte de STOLL : *nequè morbo incipienti et levi remedia magna apponas et ipso morbo majora*..

2° S'agit-il, au contraire, de cet état désigné naguerre sous le nom d'*embarras gastrique* ou *intestinal*, caractérisé par l'amertume de la bouche, un enduit plus ou moins épais de la langue, des nausées, même des vomissemens, une céphalalgie frontale, etc., *avec absence des signes qui dénotent un commencement de phlogose des muqueuses gastro-intestinales* : on pourra recourir avantageusement aux évacuans; mais ce sera toujours avec une prudente réserve.

3° Lorsqu'au lieu des faibles accidens dont il vient d'être question, les symptômes suivans : *rougeur et sécheresse de la langue, soif plus ou moins vive, sensibilité épigastrique ou abdominale, chaleur de la peau, fréquence et plénitude du pouls*, etc., dénoteront une affection irritative, inflammatoire, non équivoque, il conviendra de recourir *aux émissions sanguines générales* ou *locales*, suivant les cas, en les proportionnant à l'âge, à la constitution, et à l'intensité de la maladie. Ce moyen sera secondé par *la diète, les boissons délayantes, les lavemens adoucissans, les fomentations ou les cataplasmes émolliens.*

4° Toutes les fois que la maladie commencera par une CÉPHALALGIE INTENSE, *générale* ou *circonscrite, continue* ou *remittente, idiopathique* ou *sympathique* (ce dernier cas est le plus ordinaire), avec *réaction fébrile;* que le pouls soit *fort* ou *faible, plein, dur*, ou *déprimé*, on débutera *par une saignée du bras*, qui sera répétée autant que besoin sera, c'est-à-dire jusqu'à *disparition complète* de *l'affection cérébrale*, en ayant égard, toutefois, à l'âge, au sexe et à la constitution.

Les exceptions à cette règle sont rares; il en est cependant; mais la pratique, l'expérience seule peut les enseigner.

5°. Après les saignées générales, *les saignées capillaires au moyen des sangsues en nombre suffisant*, ou avec les *ventouses scarifiées*, seront utilement employées. On les appliquera *aux tempes, derrière les oreilles, sur les parties latérales du cou*, s'il subsiste quelque douleur de la tête; puis *sur les diverses régions de l'abdomen*, lorsqu'elles seront le siége de douleurs plus ou moins prononcées.

On posera les sangsues *à l'anus*, quand les gros intestins seront particulièrement affectés, et *là toujours de préférence*, chaque fois que *la diminution, le retard* ou *la suppression* d'un écoulement sanguin habituel, par cette voie, le réquerra.

6° On fera succéder à ces premiers moyens l'usage *des bains généraux, des aspersions froides, des réfrigérans sur la tête;* la glace concassée, introduite dans une vessie, dont on recouvre cette partie, rend parfois d'immenses services, même dans les cas qui semblaient désespérés; on l'emploie aussi très-avantageusement dans certaines circonstances, concurremment avec *les émissions sanguines locales répétées, à petites doses.*

7° Les autres complications, *celle de la poitrine surtout*, qui est si fréquente aussi, devront être étudiées avec soin et traitées chacune suivant les indications que le praticien attentif et judicieux saura toujours saisir.

Il ne s'en laissera pas imposer par *la dépression du pouls*, par *l'apparence de la débilité* qui, sous *des formes insidieuses*, cache souvent l'état opposé. En un mot, L'OPPRESSION DES FORCES ne sera pas confondue avec LA PROSTRATION RÉELLE; deux états très-différens qu'il importe de bien distinguer pour ne pas commettre d'erreurs préjudiciables.

8°. La variété bien tranchée de ces affections, que j'ai signalées plus haut (Art. *Pronostic*). *L'enduit pulpeux, membraniforme* du gosier et de la bouche requiert aussi, d'abord, la médication antiphlogistique, vu que, différente *quant à l'aspect* ou *à la forme*, cette affection est la même en principe. On la combattra donc par les mêmes moyens au début. Cependant, en cas d'insuccès de la première méthode, on devra user *des préparations alumineuses* en poudre ou en gargarisme; j'y ai eu recours plusieurs fois avec succès. (Voyez n° 1, page 109.)

S'agit-il de l'inflammation *membraneuse générale* (dothinentérite); je conçois que les *chlorures et l'alun*, maniées avec habileté et prudence, ont pu rendre quelques services, dans ces cas particuliers; mais, je l'avoue, j'en conseillerais l'emploi avec d'autant plus de réserve que, dans les deux seuls cas où j'ai eu recours à ces médicamens, je n'en ai pas obtenu d'avantage marqué. (Au surplus on pourra consulter utilement, à ce sujet, les faits consignés dans le *Bulletin Général de thérapeutique médicale, etc.*, tome 10, page 142, empruntés à la pratique de M. Barthès, médecin de l'hosp. milit. du Gros-Caillou (An 1836.)

9°. *La médication tonique, stimulante* sera reservée pour certains cas exceptionnels, rares (*Observ.* XIe), et ne devra être employée qu'avec une extrême circonspection, dans des circonstances particulières et judicieusement déterminées!...

10°. *La méthode révulsive* que je n'ai fait qu'indiquer plus haut, m'oblige, vu son importance, à entrer dans quelques détails.

Quand et comment convient-il d'y recourir?

Règle générale : *Les révulsifs internes et externes, seront proscrits toutes les fois qu'il existera des signes évidens d'excitation.* D'où résulte que ce moyen actif ne doit être admis qu'après avoir épuisé la méthode antiphlogistique proprement dite. Les exceptions sont rares.

A titre de révulsifs internes, je n'ai fait usage que des purgatifs; encore ai-je, en général, préféré de les administrer en lavement; ce qui ne veut pas dire qu'on ne puisse agir autrement dans des circonstances données. Ainsi, s'agit-il d'une affection cérébrale primitive, rebelle aux émissions sanguines convenablement réitérées, le canal digestif étant exempt d'irritation? Employez hardiment les purgatifs; ils produisent souvent alors de bons effets.

Que si *l'encéphalite est consécutive à une gastro-entérite tant soit peu intense et prolongée*, soyez plus circonspect, et donnez la préférence *aux clystères cathartiques*, surtout s'il n'y a pas eu de *diarrhée*.

C'est surtout extérieurement que les révulsifs sont employés; or, bien que moins dangereuse, leur action est loin cependant d'être indifférente. En effet, l'organe sur lequel on les applique, *la peau* étroitement liée, soit *par continuité de tissu*, soit *par sympathie*, avec les membranes muqueuses, on conçoit combien il importe de spécifier l'opportunité de ces agens. Donc précisons les cas :

Or, les révulsifs cutanés sont de deux sortes : *rubéfians* ou *vésicans*.

Les premiers conviennent quand il s'agit de produire une excitation vive, mais passagère. On les emploiera *purs* si l'on a besoin d'une action forte; *mitigés* dans le cas contraire. On les laissera plusieurs heures en place ou on les promenera sur les membres suivant les circonstances et l'effet qu'on voudra obtenir.

Les vésicans sont plus ordinairement employés à titre de révulsifs que les rubéfians ; leur action est sinon plus vive du moins plus profonde et plus prolongée, aussi leur usage devra-t-il toujours être judicieusement déterminé!... Ils conviennent spécialement dans la dernière période des inflammations parenchymateuses (*pneumonite, encéphalite*), concomitantes ou consécutives des affections membraneuses internes que j'ai esquissées.

Quel est le lieu d'élection pour les vésicatoires? Les avis sont partagés.

Les extrémités inférieures m'ont toujours paru être l'endroit le plus convenable, lorsque je me suis proposé d'obtenir une dérivation forte et soutenue; là ils sont moins gênans et plus favorablement placés qu'ailleurs, pour les pansemens; ce qui n'exclut pas les cas particuliers où il peut être avantageux de les rapprocher des organes malades... Mais je termine ce long article, laissant à la sagacité des hommes de l'art, le soin de suppléer à ce que j'ai pu omettre d'utile dans ces considérations pratiques.

Telles sont les conséquences thérapeutiques qui découlent des faits consignés dans ce chapitre, que je compléterai par quelques réflexions :

Rien d'absolu en médecine : d'où suit que plusieurs modifications peuvent et doivent être apportées aux règles ci-dessus établies. En effet, que de variétés, de complications, de nuances infinies n'offrent pas les affections qui nous occupent? Quel tact, quelle perspicacité, quel discernement, quelle prudence ne faut-il pas pour saisir, pour apprécier, pour remplir ces conditions diverses!

Je l'ai déjà dit et je le répète encore, tout cela ne s'enseigne pas, il faut l'acquérir : c'est le fruit de l'observation, c'est l'œuvre du temps, du temps père de toutes choses, de notre art surtout; le grand-maître l'a dit : *Vita brevis, ars longua.*

DONC, LA MÉDECINE NE SE FAIT POINT AU PAS DE COURSE;

DONC, ON NE SAISIT POINT LES MALADIES AU GALOP.

Ce n'est pas d'aller vite qu'il importe, c'est d'aller droit et juste au but. J'ajouterai que ce n'est pas *celui qui voit le plus*, mais *celui qui voit le mieux*, qui est le meilleur praticien.

Il est encore une incontestable vérité : c'est que ce n'est pas dans les cours, ni dans les écrits, qu'on apprend *bien* toutes ces choses : c'est dans la pratique, c'est au lit du malade. Là, sans doute, on s'éclaire des lumières des autres, on se nourrit de leurs préceptes, on s'étaie de leur expérience; ici, on lit dans le grand livre de la nature, on s'instruit de sa propre expérience : c'est la meilleure, c'est la seule, peut-être, qui soit sûre et profitable.

Mais, hâtons-nous de le dire, pour arriver à ce résultat, il est des conditions nécessaires, indispensables, à savoir : d'abord, les études préliminaires, classiques, puis les études soutenues, persévérantes : en un mot, l'habitude, contractée de longue-main, du travail intellectuel, de la réflexion, de la méditation. Or, sans cette base fondamentale, sans cette préparation utile, cette éducation première, l'esprit le plus fécond, le plus favorisé de la nature, comme une terre inculte, ne produit que *des fruits avortés*.

Les exemples ne manquent pas, hélas! Voyez plutôt et jugez! Cependant, parmi ces improvisations vivantes, que de présomption, de vanité, de jactance! mais aussi que de légèreté, que d'erreurs et que de bévues, sans compter les dupes et les victimes! Ah! c'est bien ici le cas de s'écrier, avec un de nos plus grands orateurs (1) : « O peuple! à qui on ne plaît » qu'en te trompant! peuple qui ne connais la vérité » que quand elle est passée, et les hommes que quand » ils ne sont plus! » jusques à quand seras-tu le jouet des charlatans et la proie du charlatanisme?

(1) M. de Lamartine.

Ces réflexions me conduisent bien naturellement aux suivantes, par lesquelles je terminerai cette Notice :

Depuis longues années déjà, le besoin d'une réforme fondamentale dans l'exercice de notre art se fait vivement sentir. Vainement les médecins dignes de ce nom ont, d'un commun accord, fait entendre leurs justes plaintes et exprimé les vœux les plus ardens à ce sujet; vainement aussi les corps savans, consultés, ont délibéré et posé les bases de cette loi tant sollicitée, tant promise et *toujours ajournée*, sur la réorganisation de la médecine! La tombe s'est ouverte : la plupart de nos grands-maîtres y sont descendus sans avoir vu la terre promise! Combien de fois encore s'ouvrira-t-elle pour leurs successeurs, avant que ces grands projets de réorganisation se réalisent? Personne ne peut le dire. Pour moi, je l'avoue, j'en douterai jusqu'à l'accomplissement de cette grande œuvre. En effet, dans un temps où le présent est si incertain, peut-on compter sur l'avenir? Dans un temps où la manie des innovations en tout genre tient la place du bienfait des améliorations, où les mots vont avant les choses; dans un temps enfin où, loin de songer sérieusement, efficacement, au bien-être physique et moral de leurs semblables, les hommes investis de la plus belle mission qu'il soit donné aux mortels d'accomplir, sont dominés par les intérêts matériels et aveuglés, peut-être, par les passions, peut-on compter sur leurs décevantes promesses?

Cependant que de motifs puissans de stimuler cette molle indifférence, de sortir de cette funeste apathie! Que d'abus, que d'excès, que de crimes, même, ne pourrait-on pas signaler à la sollicitude, à la vigilance des magistrats! A-t-on oublié ces vils trafics, ces substitutions scientifiques à prix d'argent, et l'impunité qui en fut la récompense? Et ces honteux et récens acquittemens, qui les apprit sans épouvante? Qui ne s'est indigné de ces atteintes aux droits les plus sacrés de la nature? Qui a pu voir, sans effroi, la société désarmée en face des criminels auteurs de tant d'odieux forfaits que la faiblesse et l'insuffisance de nos lois semblent encourager et laissent impunis? N'est-il pas temps de mettre un frein à tant d'audace? N'est-il pas urgent de réprimer tant d'abus, de punir tous ces attentats? Ah! puisse ma faible voix ne s'être pas élevée en vain!...

Législateurs du pays, ministres et magistrats, entendez les vœux qu'on vous adresse de toutes parts; ne restez pas sourds au cri d'humanité que poussent, à l'envi, les vrais philantropes, et n'oubliez pas QUE LE SALUT DU PEUPLE EST LA PREMIÈRE DES LOIS!!!...

FIN.

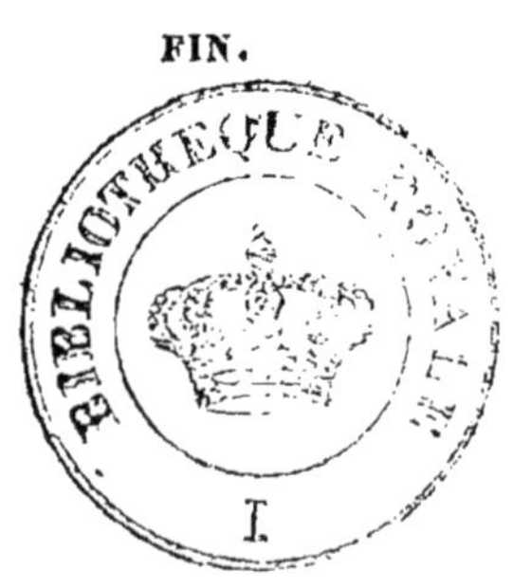

TABLE EXPLICATIVE

DES TERMES SCIENTIFIQUES

EMPLOYÉS DANS CET ÉCRIT.

A

Abdomen signifie	Ventre.
Adynamie..........	Faiblesse, débilité absolue.
Albumine..........	Matière animale semblable au blanc d'œuf.
Anasarque..........	Hydropisie générale.
Anévrisme..........	Dilatation maladive du cœur.
Angine............	Inflammation de la gorge.
Anodin............	Calmant.
Anormal...........	Sans règle.
Anorexie...........	Défaut d'appétit.
Antiphlogistique.....	Contre l'inflammation.
Antiseptique........	Contre la putréfaction.
Apoplexie...........	Trés-forte congestion, ou hémorragie du cerveau.
Apostème...........	Abcès.
Apyrexie...........	Sans fièvre.
Ataxie.............	Irrégularité, désordre, malignité fébrile.
Autopsie...........	Ouverture du corps après la mort.

B

Bronchite (*catarrhe pulmonaire*)......	Inflammation de la membrane muqueuse de la trachée-artère.

C

Cacochyme signifie Qui a les humeurs viciées.
Céphalite, encéphalite. Inflammation du cerveau.
Cérébriforme........ Semblable à la cervelle.
Chlorose........... Pâles couleurs.
Clinique............ Leçon donnée au lit du malade.
Colite.............. Inflammation de l'intestin *colon.*
Crypte ou *Follicule*.. Petits corps creux situés dans l'épaisseur de la peau et des membranes muqueuses, qui fournissent des liquides de diverse natre.
Cutané............. De la peau.

D

Dermoïde........... De la peau.
Desquamation....... Exfoliation de l'épiderme sous forme d'écailles.
Diagnostic......... Connaissance des signes des maladies.
Diathèse........... Disposition à certaines maladies.
Diphtérite.......... Inflammation membraneuse du gosr.
Dothinentérite....... Inflammation folliculeuse des intestins.
Dyspnée............ Difficulté de respirer.

E

Ecchymose......... Tache noire ou jaune de la peau, suite d'une contusion.
Endémique......... Maladie particulière à certains pays.
Entérite............ Inflammation des intestins.
Epidémie........... Maladie qui attaque en même temps un grand nombre de personnes.
Epigastre.......... La région du ventre correspondant à l'estomac.
Exanthême......... Eruption à la peau.
Exutoire............ Vésicatoire.

F

Furonculeux. signifie Qui tient du clou.

G

Gastrite............ Inflammation de l'estomac.
Gastro-céphalite .... Inflamm. de l'estom. et du cerveau.
Gastro-entérite...... Inflamm. de l'estom. et des intestins.
Guttural........... Du gosier.

H

Hydrocèle.......... Hydropisie de la tunique des testicules.
Hygiénique......... Qui conserve la santé.
Hypertrophie du cœur. Volume extraordinaire et état maladif de cet organe.
Humus............ Couche de terre végétale.

I

Idiosyncrasie........ Tempérament, disposition particulière, individuelle.

K

Kyste.............. Poche renfermant des matières morbides.

L

Lardacé............ Semblable à du lard.
Lombalgie.......... Douleur de la région lombaire (vulgairement, des reins).
Lymphatique........ Tempérament froid, humide.
Lypothymie......... Défaillance.

M

Mammaire signifie Qui concerne les mamelles, les seins.
Méningite.......... Inflammation des membranes du cerveau.
Mésentère.......... Membrane servant à fixer les intestins.
Morbide........... Qui tient à la maladie.

N

Nécropsie.......... Ouverture du corps après la mort.
Nécrose............ Mortification d'un os.
Normal............ Régulier, ordinaire.

O

Oxicrat............ Mélange d'eau et de vinaigre.

P

Parenchymateux.... Organes composés : les poumons, le foie, etc.
Pathologique........ Qui appartient à la maladie.
Pédiluve............ Bain de pieds.
Péricarde.......... Enveloppe membraneuse du cœur.
Péricardite......... Inflammat. de l'enveloppe du cœur.
Période............ Degré, révolution des maladies.
Périphérie.......... Circonférence.
Péritoine........... Membrane qui tapisse la cavité du ventre.
Pétéchies........... Taches rouges de la peau, semblables à des morsures de puces.
Phlébotomie........ Saignée.
Phlegmasie, phlogose. Inflammation.
Pléthorique......... Replet, fort, sanguin.

Plèvre signifie Membrane qui tapisse la cavité de la poitrine.
Prodrômes .... Signes avant-coureurs des maladies.
Pronostic .... Prévision de l'issue des maladies.
Ptyalisme .... Salivation.

S

Sarcocèle .... Cancer des testicules.
Sarcomenteux ...... Charnu.
Scrotum .... Bourse, enveloppe extérieure des testicules.
Spécifiques .... Médicamens spéciaux, éprouvés.
Sporadiques .... Maladies de tous les lieux.
Sympathie .... Rapport intime entre deux ou plusieurs organes.

T

Thérapeutique ...... Traitement des maladies.
Thorax .... Poitrine.
Tonsilles, amygdales. Glandes du gosier.
Topique .... Médicament extérieur : les emplâtres, les cataplasmes.
Topographie .... Description des lieux.
Type .... Modèle.

U

Utérus .... Matrice.

FIN DE LA TABLE.

****

ERRATA.

Page 26, ligne	18.	annales,	lisez *anales.*
35,	10.	sarcomateux,	*sarcomenteux.*
37,	12.	tousillaires,	*tonsillaires.*
56,	29.	excrétoires,	*exutoires.*
88,	21.	dyssentérique,	*dysentérique.*
106,	4.	accès,	*abcès.*
116,	11.	aluminées,	*alunées.*
118,	17.	connues,	*connue.*
54,	15.	desquammation,	*desquamation.*

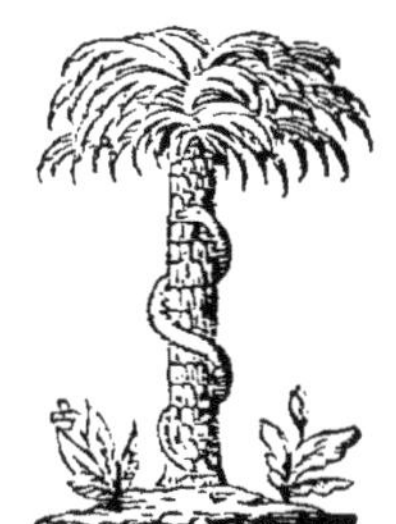

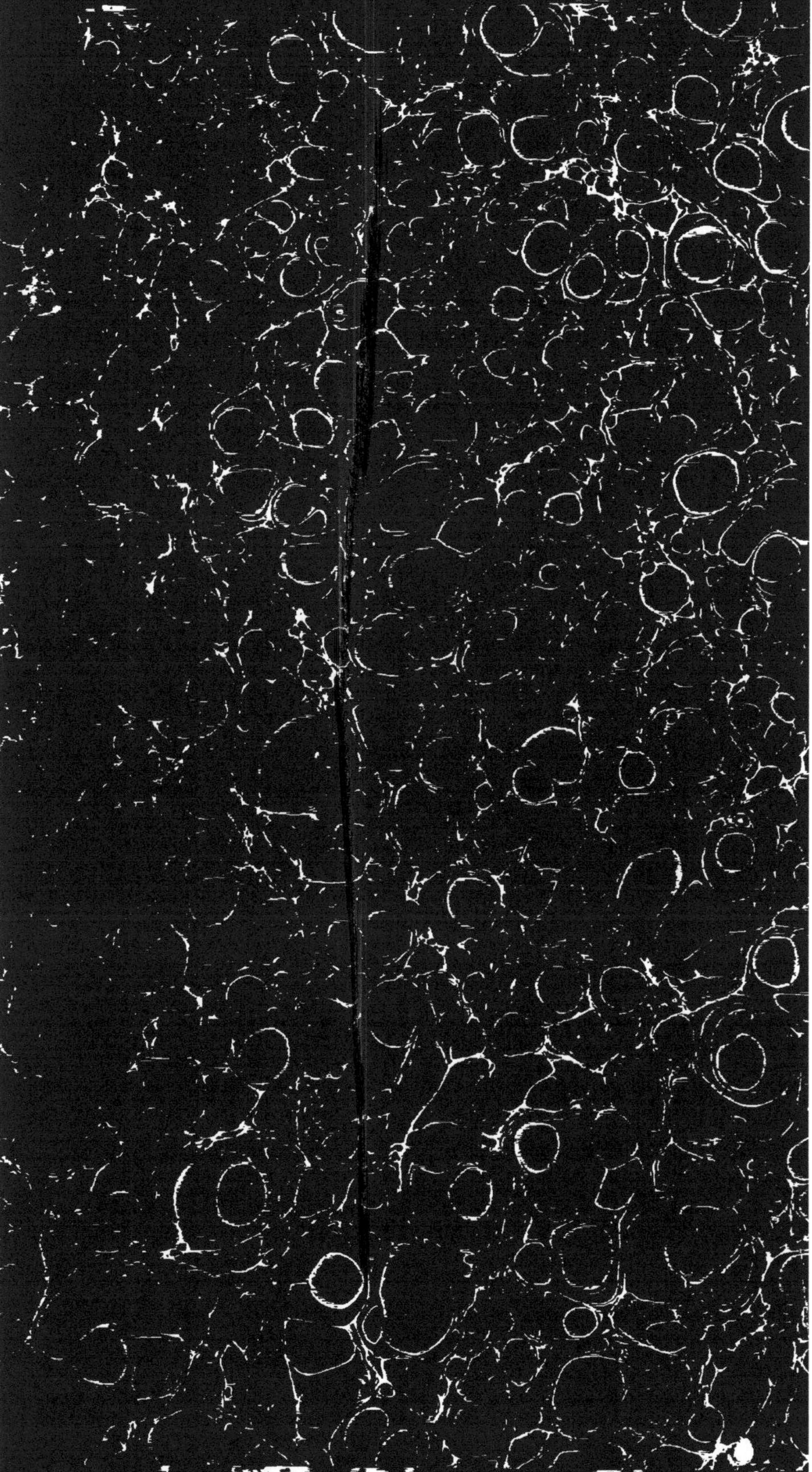

BIBLIOTHEQUE NATIONALE DE FRANCE
3 7531 03987190 1

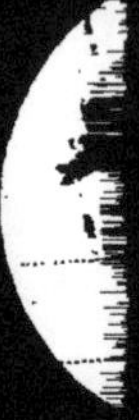

www.ingramcontent.com/pod-product-compliance
Ingram Content Group UK Ltd.
Pitfield, Milton Keynes, MK11 3LW, UK
UKHW012217240726
13966UKWH00003B/806